中医速查宝典系列

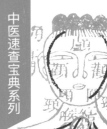

主编/郭长青 郭妍 张伟

副主编/刘乃刚 韩森宁 赵瑞利

编 者/胡 波 刘福水 芦 娟

徐 菁 杜宁宇 马 田 李忠龙

陈 晨

针灸组合穴

速查

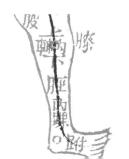

中国科学技术出版社
·北京·

图书在版编目（CIP）数据

针灸组合穴速查 / 郭长青，郭妍，张伟主编．—北京：中国科学技术出版社，2018.1（2021.4 重印）
（中医速查宝典系列）
ISBN 978-7-5046-7637-5

Ⅰ. ①针… Ⅱ. ①郭… ②郭… ③张… Ⅲ. ①针灸疗法－选穴 Ⅳ. ① R224.2

中国版本图书馆 CIP 数据核字（2017）第 198743 号

策划编辑	焦健姿　王久红
责任编辑	黄维佳
装帧设计	华图文轩
责任校对	马思忠
责任印制	马宇晨

出　　版	中国科学技术出版社
发　　行	中国科学技术出版社有限公司发行部
地　　址	北京市海淀区中关村南大街 16 号
邮　　编	100081
发行电话	010-62173865
传　　真	010-62179148
网　　址	http://www.cspbooks.com.cn

开　　本	880mm×1230mm　1/64
字　　数	63 千字
印　　张	2.75
版　　次	2018 年 1 月第 1 版
印　　次	2021 年 4 月第 2 次印刷
印　　数	5001 — 9000 册
印　　刷	天津翔远印刷有限公司
书　　号	ISBN 978-7-5046-7637-5/R·2069
定　　价	19.80 元

内容提要

　　本书为《中医速查宝典系列》丛书之一，由北京中医药大学针灸推拿学院、中国中医科学院资深专家、教授联袂根据多年的针灸教学实践与临床实践，精心撰写而成。组合穴是由作用相同或相似的两个或两个以上穴位组成的穴组，穴组中各穴相互配合，协同发挥治疗作用，可提高疗效。本书重点描述了 56 组合穴的穴组主治、标准定位、取穴技巧、穴位解剖、毫针刺法，并配以精美的体表图和解剖图，读者可按图准确取穴，便于组合穴的临床应用。本书可供中医院校师生，针灸教学、科研和临床工作者，外国留学生及针灸爱好者参考使用。

编者注：腧穴是人体脏腑经络气血输注出入的特殊部位，俞穴是人体脏腑之气输注于背腰部的腧穴，"腧""俞"其义皆通"输"，取音"shū"。

编者的话

针灸学是我国传统医学的重要组成部分，针灸治疗以其简便、实用、有效的特点，受到历代医家的重视。

针灸治疗以腧穴为根本，各种治疗措施均通过腧穴发挥作用。组合穴是腧穴学的一个重要组成部分，是由作用相同或相似的两个或两个以上穴位组成的穴组，穴组中的穴位相互配合，协同发挥治疗作用。针灸治病不是单个穴位所能解决的，往往需要两个或几个穴位，在长期、大量的临床实践中，针灸医家不断总结经验，认识到某些穴位一起使用可以起到协同作用，提高疗效，从而形成了一些约定俗成的穴组，这样就逐渐形成了组合穴的概念。

本书整理收集了针灸古籍中的一些常用穴组，按头颈部、躯干部、四肢和全身组合穴的顺序依次进行论述。希望本书的出版能对组合穴的临床应用起到促进作用。

目　录

第一章　组合穴定位方法

第二章　头颈部组合穴

第三章　躯干部组合穴

第四章　四肢部组合穴

第五章　全身组合穴

第一章　组合穴定位方法

一、指寸法

指寸法，是用手指局部的长度代表身体局部的长度而选取穴位的方法，又称"手指比量法"或"同身寸法"。

1. **横指同身寸法**　又称"一夫法"。将食、中、无名、小指相并拢，以中指中节横纹处为准，量取四横指之宽度，定为 3 寸。此法多用于腹、背部及下肢部的取穴。

2. **拇指同身寸法**　将拇指伸直，横置于所取部位的上下，以拇指的指间关节的宽度为 1 寸，来量取穴位。

3. **中指同身寸法**　将患者的中指屈曲，以中指指端抵在拇指指腹，形成一环状，将食指伸直，显露出中指的桡侧面，取其中节两端横纹头之间的长度，即为同身之 1 寸。这种方法较适用于四肢及脊背横量取穴。

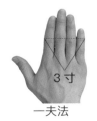

一夫法

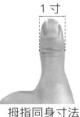

拇指同身寸法

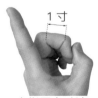

中指同身寸法

二、骨度折量定位法

现代常用的骨度折量定位法是根据《灵枢·骨度》，并在长期医疗实践中经过修改和补充而来的，详见下表。

常用骨度表

部　位	起止点	折量分寸
头　部	前发际正中至后发际正中	12 寸
	前额两发角之间	9 寸
	耳后两乳突之间	9 寸
胸腹部	胸骨上窝（天突）至胸剑联合中点（歧骨）	9 寸
	歧骨至脐中	8 寸
	脐中至耻骨联合上缘（曲骨）	5 寸
	两乳头之间	8 寸
身侧部	腋窝顶点至第 11 肋游离端（章门）	12 寸
	季胁以下至股骨大转子（髀枢）	9 寸
上肢部	腋前、后纹头至肘横纹	9 寸
	肘横纹至腕横纹	12 寸
下肢部	耻骨联合上缘至股骨内上髁上缘	18 寸
	胫骨内侧髁下方至内踝尖	13 寸
	股骨大转子至腘横纹	19 寸
	腘横纹至外踝尖	16 寸
	外踝尖至足底	3 寸

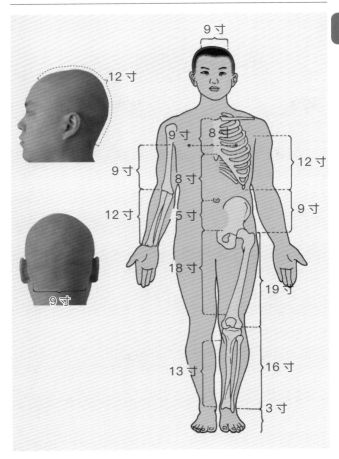

第二章　头颈部组合穴

[第1组] **四神聪、神庭、本神**
—— 安神益智，清利头目
[穴组主治] 头晕，癫狂，失眠，抑郁，脏躁，以及各种原因导致的智力障碍、头痛等。

四神聪 Sìshéncōng

[标准定位] 在头部，百会前、后、左、右各旁开1寸，共4穴。

[取穴技巧] 正坐或仰卧位，先取头部前、后正中线与耳郭尖连线的交叉点（百会穴），再从此点向前、后、左、右各旁开1寸处取穴。

[穴位解剖] 皮肤→皮下组织→帽状腱膜→腱膜下疏松结缔组织→骨膜（矢状缝）。

[毫针刺法] 平刺，针尖向百会方向；或向四周进针0.5～0.8寸。

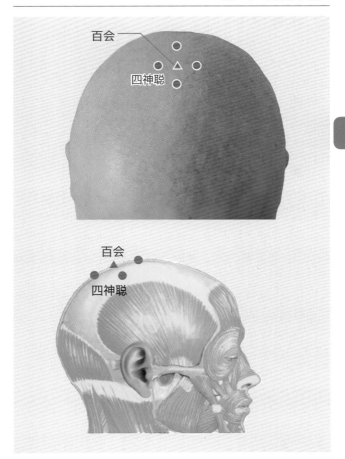

神 庭　Shéntíng

[标准定位] 在头部，前发际正中直上 0.5 寸。

[取穴技巧] 正坐或仰卧位，前发际正中直上 0.5 寸处取穴。

[穴位解剖] 皮肤→皮下组织→枕额肌→腱膜下结缔组织→骨膜。

[毫针刺法] 平刺 0.3 ~ 0.5 寸，局部胀痛。

本 神　Běnshén

[标准定位] 在头部，前发际上 0.5 寸，神庭旁开 3 寸。

[取穴技巧] 正坐或卧位取穴。在头部，前发际内 0.5 寸，先取神庭穴（督脉），再旁开 3 寸，神庭与头维连线的内 2/3 与外 1/3 的交点处取穴。

[穴位解剖] 皮肤→皮下组织→枕额肌→帽状腱膜下结缔组织→骨膜（额骨）。

[毫针刺法] 平刺 0.5 ~ 0.8 寸，局部酸胀。

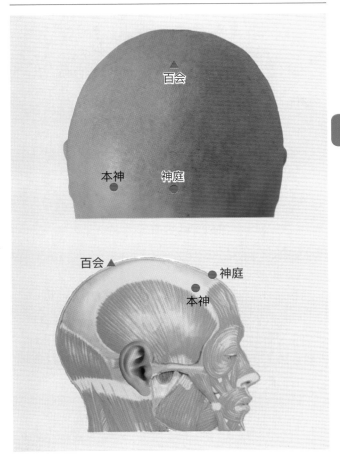

[第2组] **悬颅、颔厌**
—— 聪耳开窍，散风活络
[穴组主治] 偏头痛，眩晕，耳鸣，耳聋。

悬 颅 Xuánlú

[标准定位] 在头部，从头维至曲鬓的弧形连线的中点处。

[取穴技巧] 正坐仰靠或侧伏，先定头维和曲鬓，如从头维向曲鬓凸向前作一弧线，于弧线之中点定悬颅。

[穴位解剖] 皮肤→皮下组织→颞筋膜→颞肌。

[毫针刺法] 平刺 0.5～0.8 寸，局部酸胀。

颔 厌 Hányàn

[标准定位] 在头部，从头维至曲鬓的弧形连线的上 1/4 与下 3/4 的交点处。

[取穴技巧] 正坐仰靠或侧伏，先定头维和曲鬓，从头维向曲鬓凸向前作一弧线，于弧线之中点定悬颅，再在头维与悬颅之间取颔厌。试作咀嚼食物状，其处随咀嚼而微动。

[穴位解剖] 皮肤→皮下组织→颞筋膜→颞肌。

[毫针刺法] 平刺 0.3～0.5 寸，局部酸胀。

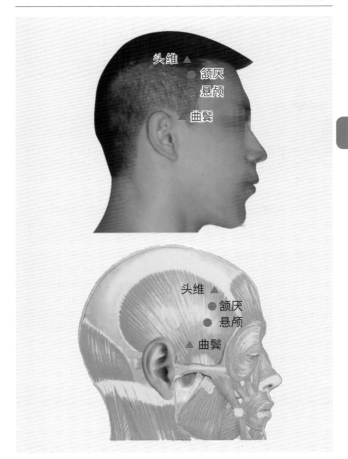

[第3组] **听会、翳风**

—— 开窍聪耳，活络安神

[穴组主治] 头痛眩晕，口眼㖞斜，耳鸣，耳聋。

听 会 Tīnghuì

[标准定位] 在面部，耳屏间切迹与下颌骨髁突之间的凹陷中。

[取穴技巧] 正坐或侧伏，微开口，耳屏间切迹前取穴。

[穴位解剖] 皮肤→皮下组织→腮腺囊→腮腺。

[毫针刺法] 张口位，直刺0.5～1.0寸，局部酸胀。

翳 风 Yìfēng

[标准定位] 在颈部，耳垂后方，乳突下端前方凹陷中。

[取穴技巧] 正坐或侧伏，耳垂微向内折，于乳突前方凹陷处取穴。

[穴位解剖] 皮肤→皮下组织→腮腺。

[毫针刺法] 直刺0.8～1.2寸，耳后酸胀，可扩散至舌前部及半侧面部。

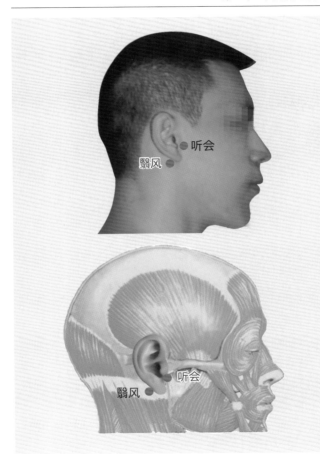

听会

翳风

听会

翳风

[第4组] **头维、头临泣**

—— 清利头目，安神定志

[穴组主治] 头痛目眩，目赤肿痛，耳鸣耳聋，卒中不省人事。

头 维 Tóuwéi

[标准定位] 在头部，额角发际直上 0.5 寸，头正中线旁开 4.5 寸处。

[取穴技巧] 先取头临泣，并以此为基点，向外量取头临泣至神庭间距离，入前发际 0.5 寸处。

[穴位解剖] 皮肤→皮下组织→颞肌上缘帽状腱膜→腱膜下结缔组织→颅骨外膜。

[毫针刺法] 向后平刺 0.5 ~ 1.0 寸，局部胀痛，可向周围扩散。

头临泣 Tóulínqì

[标准定位] 在头部，前发际上 0.5 寸，瞳孔直上。

[取穴技巧] 神庭与头维连线的中点处。正坐仰靠或仰卧位取穴。

[穴位解剖] 皮肤→皮下组织→枕额肌→腱膜下结缔组织→骨膜(额骨)。分布有眶上神经和眶上动、静脉。

[毫针刺法] 平刺 0.5 ~ 0.8 寸，局部酸胀。

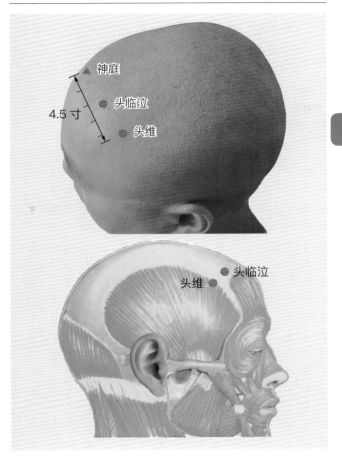

神庭

头临泣

4.5 寸

头维

头临泣

头维

[第 5 组] 脑户、脑空

—— 清利头目，镇惊安神

[穴组主治] 头痛，共济失调，智力低下，癫狂，痫症，眩晕，项强，惊悸等。

脑 户 Nǎohù

[标准定位] 在头部，枕外隆凸的上缘凹陷中。

[取穴技巧] 在后头部，寻找枕外粗隆，枕外粗隆上缘凹陷处取穴。

[穴位解剖] 皮肤→皮下组织→枕额肌→腱膜下结缔组织→骨膜。

[毫针刺法] 平刺 0.5 ~ 0.8 寸，局部胀痛。

脑 空 Nǎokōng

[标准定位] 在头部，横平枕外隆凸的上缘，风池直上。

[取穴技巧] 正坐或俯卧，于风池直上，头正中线旁开 2.25 寸，以枕外隆凸上缘脑户穴平齐处。

[穴位解剖] 皮肤→皮下组织→枕额肌(枕腹)→骨膜(枕骨)。

[毫针刺法] 平刺 0.5 ~ 0.8 寸，局部酸胀，可扩散至后头部。

第
二
章

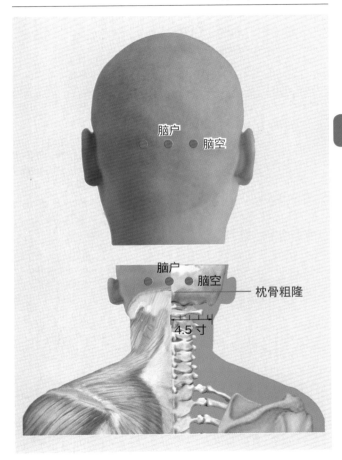

脑户　脑空

脑户　脑空

枕骨粗隆

4.5寸

[第 6 组] 太阳、印堂
—— 镇惊安神，清热疏风

[穴组主治] 失眠，健忘，癫痫，头痛，眩晕，鼻衄，目赤肿痛，三叉神经痛等。

太 阳 Tàiyáng

[标准定位] 在头部，眉梢与目外眦之间，向后约一横指的凹陷中。

[取穴技巧] 在颞部，当眉梢与目外眦之间，向后约一横指的凹陷中取穴。

[穴位解剖] 皮肤→皮下组织→眼轮匝肌→颞筋膜→颞肌→骨膜。

[毫针刺法] 直刺 0.3 ~ 0.5 寸，局部酸胀；或向后平刺 1.0 ~ 2.0 寸，透率谷，局部酸胀，可扩散至同侧颞部。

印 堂 Yìntáng

[标准定位] 在头部，两眉毛内侧端中间的凹陷中。

[取穴技巧] 在前额部，先找眉头，两眉头连线之中间取穴。

[穴位解剖] 皮肤→皮下组织→降眉间肌→皱眉肌→额骨骨膜。

[毫针刺法] 提捏进针，从上向下平刺 0.3 ~ 0.5 寸，局部胀痛。

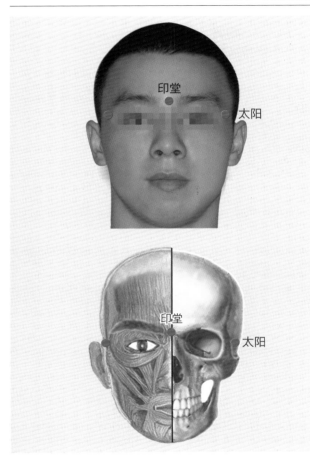

[第7组] **睛明、承泣、球后**
—— 明目退翳，祛风清热

[穴组主治] 赤肿痛，迎风流泪，内眦痒痛，胬肉攀睛，目翳，目视不明，近视，夜盲，色盲，视神经炎，青光眼，斜视等。

睛 明 Jīngmíng

[标准定位] 在面部，目内眦内上方眶内侧壁凹陷中。

[取穴技巧] 正坐或仰卧，目直视，目内眦内上方眶内侧壁凹陷中取穴。

[穴位解剖] 皮肤→皮下组织→眼轮匝肌→上泪小管上方→内直肌与筛骨眶板之间。

[毫针刺法] 医生左手轻推眼球向外侧固定，右手持针缓慢刺入，紧靠眼眶直刺 0.3 ~ 0.5 寸，不提插，不捻转。

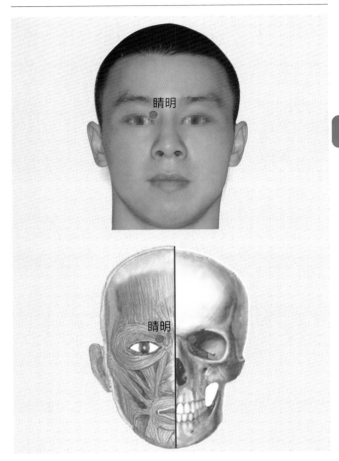

睛明

睛明

承 泣 Chéngqì

[标准定位] 在面部,眼球与眶下缘之间,瞳孔直下。

[取穴技巧] 正坐或仰卧,目直视,眼球与眶下缘之间取穴。

[穴位解剖] 皮肤→皮下组织→眼轮匝肌→下睑板肌→下斜肌→下直肌。

[毫针刺法] 直刺 0.5 ~ 0.8 寸,左手推动眼球向上固定,右手持针沿眶下缘缓慢刺入,不宜提插、捻转。

球 后 Qiúhòu

[标准定位] 在面部,眶下缘外 1/4 与内 3/4 交界处。

[取穴技巧] 正坐平视,由眼内、外角向下各引一垂线,两线之间分成 4 等分,其外 1/4 与内 3/4 交界处,眼眶下缘处是穴。

[穴位解剖] 皮肤→皮下组织→眼轮匝肌→下睑板肌→下斜肌→眶脂体→下直肌。

[毫针刺法] 医者左手向上推动眼球固定,右手持针沿眶下缘略向内上方缓慢刺入 0.3 ~ 0.5 寸。

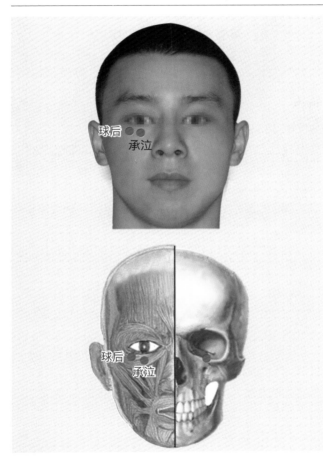

[第 8 组] **地仓、颊车、下关、阳白**

—— 祛风止痛，舒筋活络

[穴组主治] 头痛眩晕，口角歪斜，流涎，眼睑抽动，齿痛。

地 仓 Dìcāng

[标准定位] 在面部，当口角旁开 0.4 寸。

[取穴技巧] 正坐或仰卧，眼向前平视，于瞳孔垂线与口角水平线之交点处取穴。

[穴位解剖] 皮肤→皮下组织→口轮匝肌→笑肌和颊肌→咬肌。

[毫针刺法] 向颊车方向平刺 1.0 ~ 2.5 寸，局部酸胀。

颊 车 Jiáchē

[标准定位] 在面部，下颌角前上方一横指（中指）。

[取穴技巧] 正坐或侧伏，上下齿用力咬紧，有一肌肉（咬肌）凸起，放松时，用手切掐有凹陷处取穴。

[穴位解剖] 皮肤→皮下组织→咬肌。

[毫针刺法] 平刺 1.0 ~ 2.0 寸，透地仓穴。

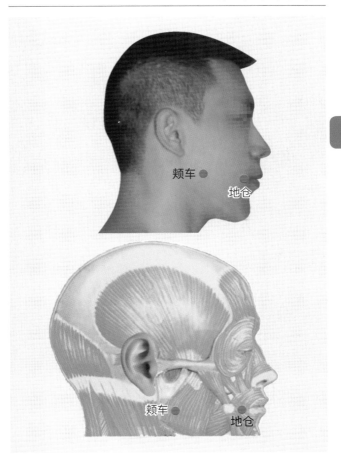

第二章

颊车　●
地仓

颊车　●
地仓

下 关 Xiàguān

[标准定位] 在面部，颧弓下缘中央与下颌切迹之间凹陷处。

[取穴技巧] 正坐或侧伏，颧骨下缘，下颌骨髁状突稍前方，闭口取穴。

[穴位解剖] 皮肤→皮下组织→腮腺→咬肌→颞下窝。

[毫针刺法] 直刺 1.0 ～ 1.5 寸，周围酸胀。

阳 白 Yángbái

[标准定位] 在头部，眉上 1 寸，瞳孔直上。

[取穴技巧] 正坐或卧位。在头部，瞳孔直上，眉上 1 寸取穴。

[穴位解剖] 皮肤→皮下组织→枕额肌→帽状腱下结缔组织→额骨骨膜。

[毫针刺法] 平刺 0.5 ～ 0.8 寸，局部酸胀。

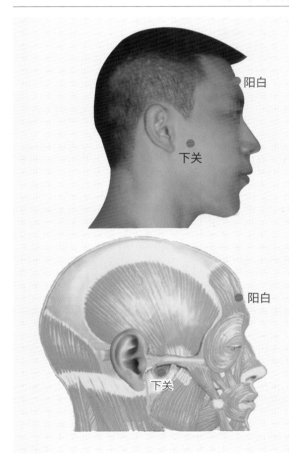

第二章

阳白

下关

阳白

下关

[第 9 组] **廉泉、哑门**

—— 开喑通窍，清心利咽

[穴组主治] 喑哑，舌缓不语，舌下肿痛，舌纵涎下，口舌生疮。

廉 泉 Liánquán

[标准定位] 在颈前区，喉结上方，舌骨上缘凹陷中，前正中线上。

[取穴技巧] 头稍后仰，于前正中线，喉结上方取穴。

[穴位解剖] 皮肤→皮下组织→甲状腺舌骨正中韧带→会厌。

[毫针刺法] 直刺 0.5 ~ 0.8 寸，或将针退至皮下，再向左向右两侧针刺，局部酸胀，舌根及咽喉部发紧。

哑 门 Yǎmén

[标准定位] 在颈后区，第 2 颈椎棘突上际凹陷中，后正中线上。

[取穴技巧] 头稍前屈，于后正中线入发际 0.5 寸取穴。

[穴位解剖] 皮肤→皮下组织→左、右斜方肌之间→项韧带→棘间韧带→弓间韧带→椎管。

[毫针刺法] 直刺 0.5 ~ 0.8 寸，局部酸胀，不可针刺过深。

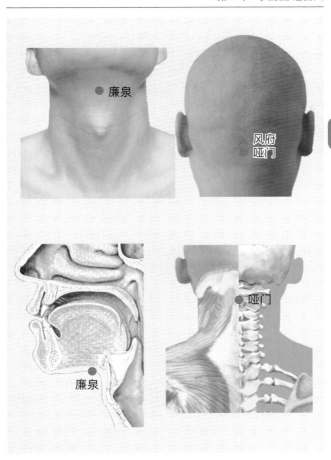

第
二
章

[第 10 组] **风池、天柱、大椎**

—— 祛风解表，通利官窍

[穴组主治] 头痛发热，颈项强直，角弓反张，肩背痛；风疹，咳嗽喘急，癫狂，小儿惊风；目赤肿痛。

风 池 Fēngchí

[标准定位] 在颈后区，枕骨之下，胸锁乳突肌上端与斜方肌上端之间的凹陷中。

[取穴技巧] 正坐或俯卧，于颈后枕骨下两侧凹陷处，当斜方肌上部与胸锁乳突肌上端之间取穴。

[穴位解剖] 皮肤→皮下组织→颈筋膜→头夹肌→头半棘肌→头后大直肌与头上斜骨之间。

[毫针刺法] 向内下斜刺 0.5 ~ 1.5 寸，局部酸胀。

天 柱 Tiānzhù

[标准定位] 在颈后区，横平第 2 颈椎棘突上际，斜方肌外缘凹陷中。

[取穴技巧] 正坐低头或俯卧位，先取哑门，再旁开 1.3 寸，当斜方肌外侧取穴。

[穴位解剖] 皮肤→皮下组织→斜方肌→头夹肌→头半棘肌→头后大直肌。

[毫针刺法] 直刺或斜刺 0.5 ~ 0.8 寸，局部酸胀。

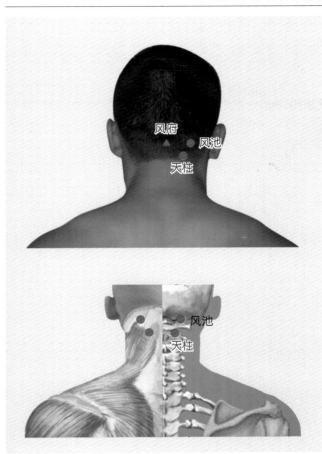

大 椎 Dàzhuī

[标准定位] 在脊柱区，第 7 颈椎棘突下凹陷中，后正中线上。

[取穴技巧] 俯卧或正坐低头位，于颈后隆起最高且能屈伸转动者为第 7 颈椎，于其下间处取穴。

[穴位解剖] 皮肤→皮下组织→棘上韧带→棘间韧带→弓间韧带→椎管。

[毫针刺法] 患者俯卧，直刺椎间隙 0.8 ～ 1.2 寸。

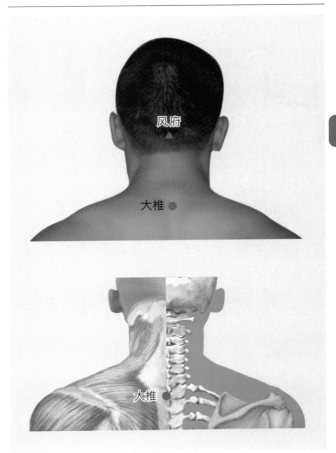

[第 11 组] **印堂、迎香、上迎香**
—— 通窍祛风，理气止痛

[穴组主治] 鼻塞，不闻香臭，鼻渊，变应性鼻炎，鼻窦炎，鼻出血，嗅觉减退等。

印 堂 Yìntáng

[标准定位] 在头部，两眉毛内侧端中间的凹陷中。

[取穴技巧] 在前额部，先找眉头，两眉头连线之中间取穴。

[穴位解剖] 皮肤→皮下组织→降眉间肌→皱眉肌→额骨骨膜。

[毫针刺法] 提捏进针，从上向下平刺0.3～0.5寸。

迎 香 Yíngxiāng

[标准定位] 在面部，鼻翼外缘中点，鼻唇沟中。

[取穴技巧] 仰卧或正坐位，鼻唇沟中，鼻翼外缘中点取穴。

[穴位解剖] 皮肤→皮下组织→提上唇肌。

[毫针刺法] 向内上平刺0.5～1.0寸，局部酸胀，可扩散至鼻部。

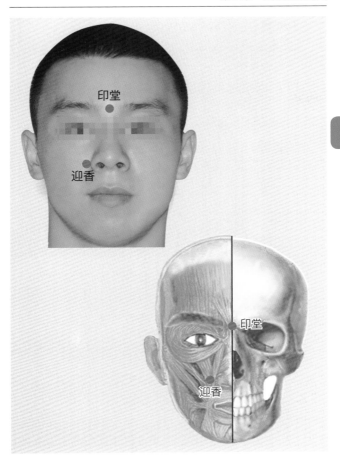

印堂

迎香

印堂

迎香

上迎香　Shàngyíngxiāng

[标准定位]　在面部，鼻翼软骨与鼻甲的交界处，近鼻唇沟上端处。

[取穴技巧]　仰卧或正坐位，鼻唇沟上端，迎香穴上方约 1.5 寸处取穴。

[穴位解剖]　皮肤→皮下组织→提上唇肌→鼻翼肌。

[毫针刺法]　针尖向内上方斜刺 0.5 ～ 0.8 寸，局部酸胀，可扩散至鼻额。

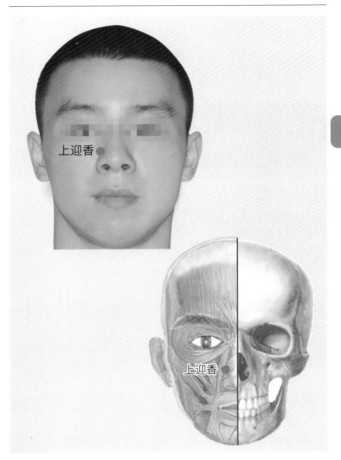

上迎香

上迎香

[第 12 组] **太阳、下关、大迎**

—— **祛风通络，消肿止痛**

[穴组主治] 偏头痛，眩晕，口眼㖞斜，面肿。

太 阳 Tàiyáng

[标准定位] 在头部，眉梢与目外眦之间，向后约一横指的凹陷中。

[取穴技巧] 在颞部，当眉梢与目外眦之间，向后约一横指的凹陷中取穴。

[穴位解剖] 皮肤→皮下组织→眼轮匝肌→颞筋膜→颞肌→骨膜。

[毫针刺法] 直刺 0.3 ~ 0.5 寸，局部酸胀；或向后平刺 1.0 ~ 2.0 寸，透率谷，局部酸胀，可扩散至同侧颞部。

下 关 Xiàguān

[标准定位] 在面部，颧弓下缘中央与下颌切迹之间凹陷处。

[取穴技巧] 正坐或侧伏，颧骨下缘，下颌骨髁状突稍前方，闭口取穴。

[穴位解剖] 皮肤→皮下组织→腮腺→咬肌→颞下窝。

[毫针刺法] 直刺 1.0 ~ 1.5 寸，周围酸胀。

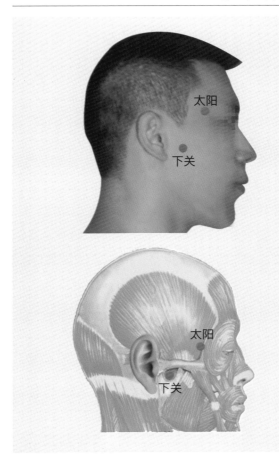

大迎 Dàyíng

[标准定位] 在面部，下颌角前方，咬肌附着部的前缘凹陷中，面动脉搏动处。

[取穴技巧] 正坐或仰卧，闭口鼓腮，在下颌骨边缘现一沟形，按之有动脉搏动处是穴。

[穴位解剖] 皮肤→皮下组织→颈阔肌与降口角肌→咬肌前缘。

[毫针刺法] 直刺0.2～0.5寸，局部酸胀，可扩散至半侧面部。

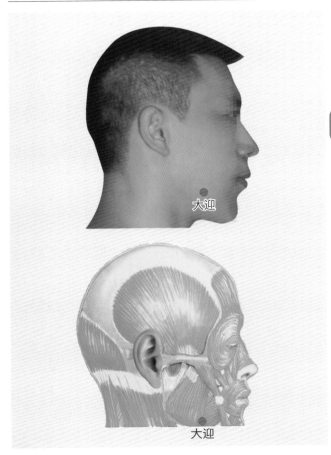

大迎

大迎

第三章　躯干部组合穴

[第 13 组] **下脘、中脘、上脘**
—— 和胃健脾，消积化滞
[穴组主治] 腹痛，腹胀，纳呆，呕吐，呃逆，泄泻等。

下 脘 Xiàwǎn

[标准定位] 在上腹部，脐中上 2 寸，前正中线上。
[穴位解剖] 皮肤→皮下组织→腹白线→腹内筋膜→腹膜下筋膜。
[毫针刺法] 直刺 0.5 ～ 1.0 寸，局部酸胀。深刺可进入腹腔内，正对小肠，进针宜缓慢，起针宜柔和。

中 脘 Zhōngwǎn

[标准定位] 在上腹部，脐中上 4 寸，前正中线上。
[穴位解剖] 皮肤→皮下组织→腹白线→腹内筋膜→腹膜下筋膜。
[毫针刺法] 直刺 0.5 ～ 1.0 寸，局部酸胀沉重，胃部有收缩感。

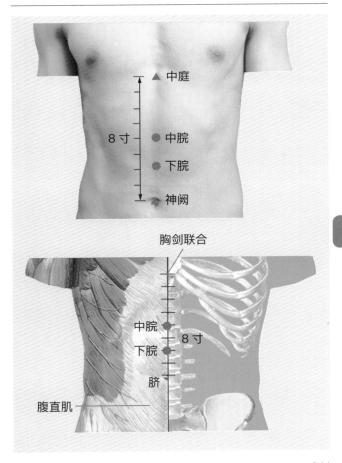

8 寸

中庭

中脘

下脘

神阙

胸剑联合

中脘

8 寸

下脘

脐

腹直肌

第三章

上 脘 Shàngwǎn

[标准定位] 在上腹部，脐中上 5 寸，前正中线上。

[穴位解剖] 皮肤→皮下组织→腹白线→腹内筋膜→腹膜下筋膜。

[毫针刺法] 直刺 0.5 ~ 1.0 寸，局部酸胀，可扩散至上腹部。

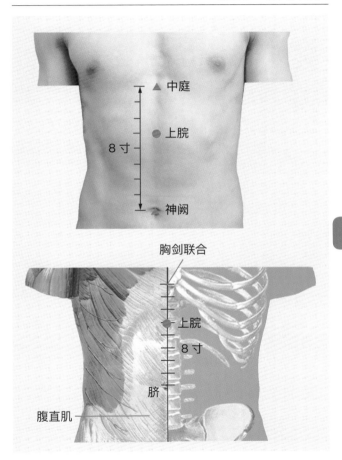

[第 14 组] **关元、气海**

—— 培元补气，壮阳固脱，调经止带

[穴组主治] 小腹疾患，妇人疾患，肠胃疾患，虚证。

关 元 Guānyuán

[标准定位] 在下腹部，脐中下 3 寸，前正中线上。

[穴位解剖] 皮肤→皮下组织→腹白线→腹内筋膜→腹膜下筋膜。

[毫针刺法] 需排尿后进行针刺。直刺 0.5 ～ 1.0 寸，局部酸胀，可放射至外生殖器和会阴部。

气 海 Qìhǎi

[标准定位] 在下腹部，脐中下 1.5 寸，前正中线上。

[穴位解剖] 皮肤→皮下组织→腹白线→腹内筋膜→腹膜下筋膜。

[毫针刺法] 直刺 0.8 ～ 1.2 寸，局部酸胀针感可向外生殖器放散。

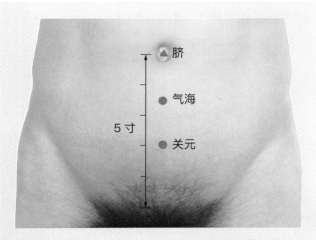

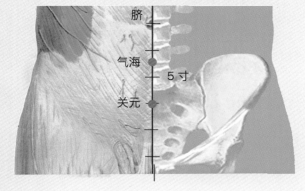

[第 15 组] 期门、章门、京门

—— 疏肝健脾，理气止痛

[穴组主治] 胸胁疼痛，烦躁易怒，脘腹胀满，呕吐呃逆，腹泻，水肿，小便不利。

期 门 Qīmén

[标准定位] 在胸部，第 6 肋间隙，前正中线旁开 4 寸。

[取穴技巧] 仰卧位，先定第 4 肋间隙的乳中穴。并于其直下二肋（第 6 肋间）处取穴。如妇女则应以锁骨中线的第 6 肋间隙处取穴。

[穴位解剖] 皮肤→皮下组织→腹外斜肌→肋间外肌→肋间内肌→胸横肌→胸内筋膜。

[毫针刺法] 斜刺 0.5 ~ 0.8 寸，局部酸胀，向胸后壁放散。

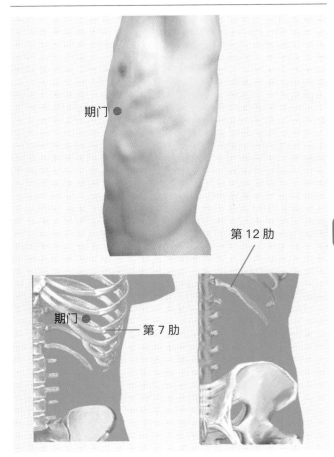

期门

第 12 肋

期门

第 7 肋

章 门 Zhāngmén

[标准定位] 在侧腹部，第 11 肋游离端的下际。

[取穴技巧] 仰卧或侧卧位，在腋中线上，合腋屈肘时，当肘尖止处是穴。

[穴位解剖] 皮肤→皮下组织→腹外斜肌→腹内斜肌→腹横肌→腹横筋膜→腹膜下筋膜。

[毫针刺法] 斜刺 0.5 ~ 0.8 寸，侧腹部有酸胀感，并可向腹后壁传导。

京 门 Jīngmén

[标准定位] 在侧腹部，第 12 肋骨游离端下际。

[取穴技巧] 仰卧或侧卧位，在季胁处触摸到第 12 肋，在其游离端下缘处是穴。

[穴位解剖] 皮肤→皮下组织→腹部筋膜→腹外斜肌→腹内斜肌→腹横筋膜→腹膜下筋膜。

[毫针刺法] 斜刺 0.5 ~ 1.0 寸，局部酸胀，可扩散至腰背部。

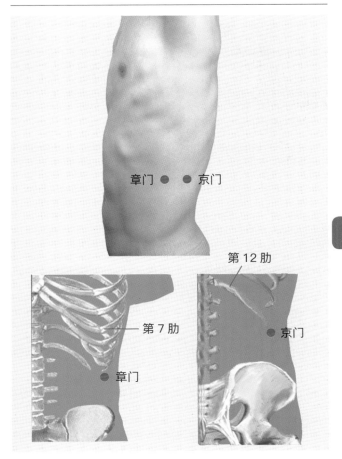

第12肋

章门 ● ● 京门

第7肋

章门

京门

[第16组] **神藏、璇玑**

—— 宽胸理气，止咳平喘

[穴组主治] 咳嗽，气喘，胸胁支满，胸痛，咽喉肿痛等。

神藏 Shéncáng

[标准定位] 在胸部，第2肋间隙，前正中线旁开2寸。

[取穴技巧] 仰卧位，在任脉的紫宫穴旁开2寸处是穴。

[穴位解剖] 皮肤→皮下组织→胸大肌→肋间外肌→肋间内肌→胸内筋膜。

[毫针刺法] 斜刺0.5～0.8寸，局部酸胀，可扩散至胸部。不可深刺，以防气胸。

璇玑 Xuánjī

[标准定位] 在胸部,胸骨上窝下1寸,前正中线上。

[取穴技巧] 仰卧位，在天突穴下1寸处是穴。

[穴位解剖] 皮肤→皮下组织→胸骨柄骨膜。

[毫针刺法] 平刺0.3～0.5寸，局部沉胀。

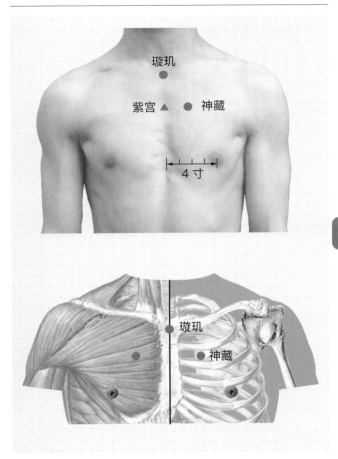

[第 17 组] **中脘、气海、膻中**

—— 理气宽胸，降逆止呕，平喘止咳

[穴组主治] 胸闷，心痛，咳嗽，气喘，呃逆，呕吐，产妇乳少。

中 脘 Zhōngwǎn

[标准定位] 在上腹部，脐中上 4 寸，前正中线上。

[穴位解剖] 皮肤→皮下组织→腹白线→腹内筋膜→腹膜下筋膜。

[毫针刺法] 直刺 0.5 ～ 1.0 寸，局部酸胀沉重，胃部有收缩感。

气 海 Qìhǎi

[标准定位] 在下腹部，脐中下 1.5 寸，前正中线上。

[穴位解剖] 皮肤→皮下组织→腹白线→腹内筋膜→腹膜下筋膜。

[毫针刺法] 直刺 0.8 ～ 1.2 寸，局部酸胀，针感可向外生殖器放散。

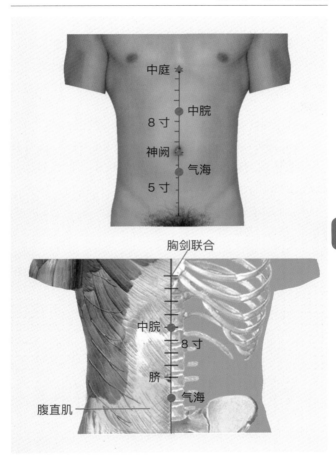

膻 中　Dànzhōng

[标准定位] 在胸部,横平第4肋间隙,前正中线上。

[取穴技巧] 仰卧位,男子于胸骨中线与两乳头连线之交点处取穴;女子则于胸骨中线平第4肋间隙处取穴。

[穴位解剖] 皮肤→皮下组织→胸骨体骨膜。

[毫针刺法] 平刺或斜刺0.3~0.5寸,针达骨膜后进行提插捻转以加强刺激。局部酸胀,可放散至前胸部。

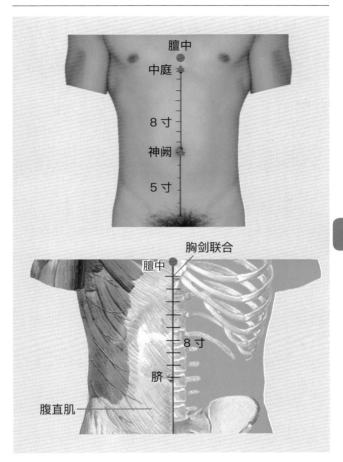

[第18组] **关元、天枢**

—— 调中和胃，理气健脾

[穴组主治] 呕吐纳呆，腹胀肠鸣，绕脐切痛，脾泄不止，赤白痢疾，便秘。

关 元 Guānyuán

[标准定位] 在下腹部，脐中下3寸，前正中线上。

[穴位解剖] 皮肤→皮下组织→腹白线→腹内筋膜→腹膜下筋膜。

[毫针刺法] 需排尿后进行针刺。直刺0.5～1.0寸，局部酸胀，可放射至外生殖器和会阴部。

天 枢 Tiānshū

[标准定位] 在腹部，横平脐中，前正中线旁开2寸。

[穴位解剖] 皮肤→皮下组织→腹直肌鞘前层→腹直肌→腹直肌鞘后层→腹横筋膜→腹膜下筋膜。

[毫针刺法] 直刺1.0～1.5寸，局部酸胀，可扩散至同侧腹部。

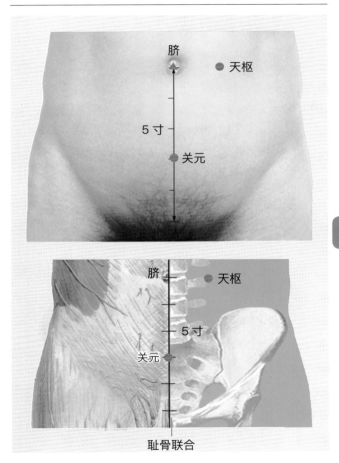

脐

天枢

5寸

关元

脐

天枢

5寸

关元

耻骨联合

[第 19 组] **膻中、期门**

—— 疏肝解郁，理气降逆

[穴组主治] 胸胁胀痛，抑郁不舒，嗳气，呃逆。

膻 中 Dànzhōng

[标准定位] 在胸部，横平第 4 肋间隙，前正中线上。

[取穴技巧] 仰卧位，男子于胸骨中线与两乳头连线之交点处取穴；女子则于胸骨中线平第 4 肋间隙处取穴。

[穴位解剖] 皮肤→皮下组织→胸骨体骨膜。

[毫针刺法] 平刺或斜刺 0.3 ～ 0.5 寸，针达骨膜后进行提插捻转以加强刺激。局部酸胀，可放散至前胸部。

期 门 Qīmén

[标准定位] 在胸部，第 6 肋间隙，前正中线旁开 4 寸。

[取穴技巧] 仰卧位，先定第 4 肋间隙的乳中穴，并于其直下二肋（第 6 肋间）处取穴。如妇女则应以锁骨中线的第 6 肋间隙处取穴。

[穴位解剖] 皮肤→皮下组织→腹外斜肌→肋间外肌→肋间内肌→胸横肌→胸内筋膜。

[毫针刺法] 斜刺 0.5 ～ 0.8 寸，局部酸胀，向胸后壁放散。

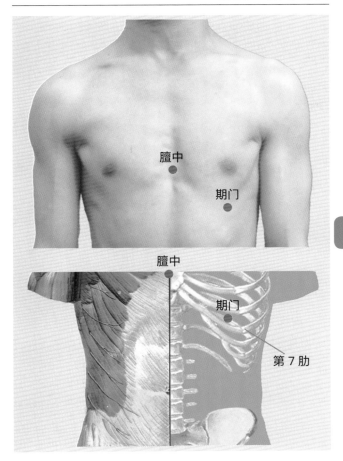

膻中

期门

膻中

期门

第 7 肋

[第 20 组] **关元、中极、归来**

—— 清利湿热，益肾调经

[穴组主治] 少腹痛，小便不利，疝气偏坠，阴痛，遗精，阴痒，月经不调。

关 元 Guānyuán

[标准定位] 在下腹部，脐中下 3 寸，前正中线上。

[穴位解剖] 皮肤→皮下组织→腹白线→腹内筋膜→腹膜下筋膜。

[毫针刺法] 需排尿后进行针刺。直刺 0.5 ~ 1.0 寸，局部酸胀，可放射至外生殖器和会阴部。

中 极 Zhōngjí

[标准定位] 在下腹部，脐中下 4 寸，前正中线上。

[穴位解剖] 皮肤→皮下组织→腹白线→腹内筋膜→腹膜下筋膜。

[毫针刺法] 需排尿后进行针刺。直刺 0.5 ~ 1.0 寸，局部酸胀，可放射至外生殖器和会阴部。

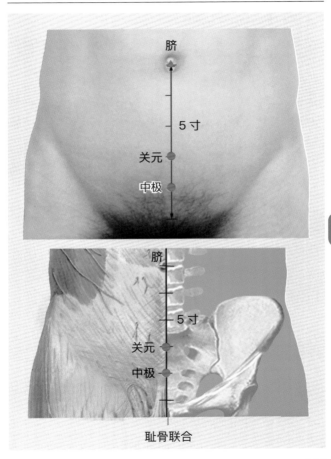

第三章

归 来 Guīlái

[标准定位] 在下腹部,脐中下4寸,前下中线旁开2寸。

[取穴技巧] 仰卧位,中极穴旁开2寸处取穴。

[穴位解剖] 皮肤→皮下组织→腹直肌鞘前层→腹直肌→腹直肌鞘后层→腹横肌筋膜→腹膜下筋膜→腹膜壁层。

[毫针刺法] 直刺1.0～1.5寸,下腹有酸胀感。

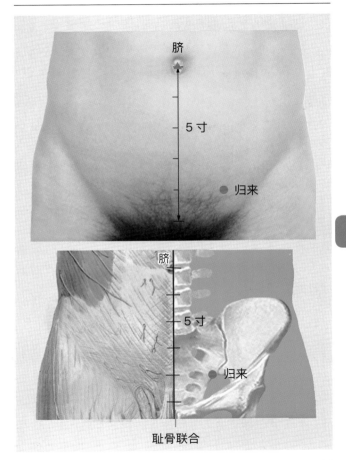

脐

5寸

归来

第三章

脐

5寸

归来

耻骨联合

[第21组] 大椎、风门、肺俞

—— 祛风解表，宣肺理气

[穴组主治] 发热头痛，项背强痛，咳嗽气喘。

大 椎 Dàzhuī

[标准定位] 在脊柱区，第7颈椎棘突下凹陷中，后正中线上。

[取穴技巧] 俯卧或正坐低头位，于颈后隆起最高且能屈伸转动者为第7颈椎，于其下间处取穴。

[穴位解剖] 皮肤→皮下组织→棘上韧带→棘间韧带→弓间韧带→椎管。

[毫针刺法] 患者俯卧，直刺椎间隙0.8～1.2寸，进针宜缓，勿刺太深，避免大幅度提插，其酸胀或麻电感可向脊柱下方或上方颈部传导。

风 门 Fēngmén

[标准定位] 在脊柱区，第2胸椎棘突下，后正中线旁开1.5寸。

[穴位解剖] 皮肤→皮下组织→斜方肌→小菱形肌→上后锯肌→骶棘肌。

[毫针刺法] 微向脊柱方向斜刺0.5～0.8寸，局部酸胀，可向肋间放散。

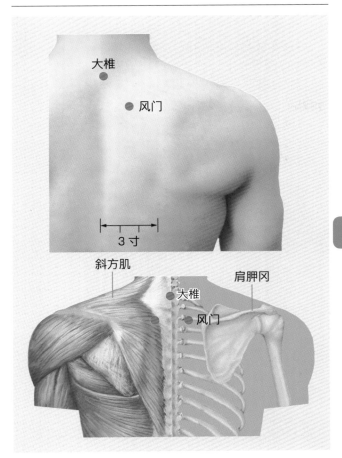

大椎

风门

3寸

斜方肌

大椎

风门

肩胛冈

肺 俞 Fèishū

[标准定位] 在脊柱区，第 3 胸椎棘突下，后正中线旁开 1.5 寸。

[穴位解剖] 皮肤→皮下组织→斜方肌→菱形肌→骶棘肌。

[毫针刺法] 向内斜刺 0.5～0.8 寸，局部酸胀，可向肋间扩散。不可深刺，以防气胸。

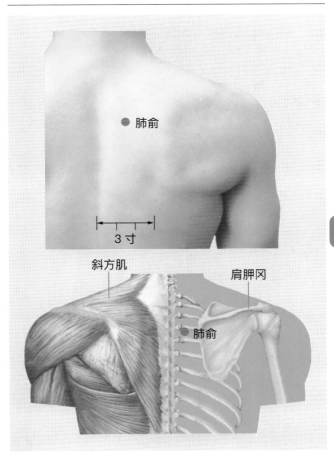

第三章

斜方肌　　　　　　　肩胛冈

● 肺俞

[第 22 组] **灵台、神道、心俞**

—— 调气血，通心络，宁心神

[穴组主治] 心痛，心悸，心烦胸闷，气喘，失眠健忘，梦遗，盗汗，肩背痛。

灵 台　Língtái

[标准定位] 在脊柱区，第 6 胸椎棘突下凹陷中，后正中线上。

[穴位解剖] 皮肤→皮下组织→棘上韧带→棘间韧带→弓间韧带→椎管。

[毫针刺法] 斜刺 0.5 ～ 1.0 寸，局部酸胀，针感可向下背或前胸放散。不宜深刺，以防损伤脊髓。

神 道　Shéndào

[标准定位] 在脊柱区，第 5 胸椎棘突下凹陷中，后正中线上。

[穴位解剖] 皮肤→皮下组织→棘上韧带→棘间韧带→弓间韧带→椎管。

[毫针刺法] 斜刺 0.5 ～ 1.0 寸，局部酸胀，有时可扩散至下背或前胸部。不宜深刺，以防损伤脊髓。

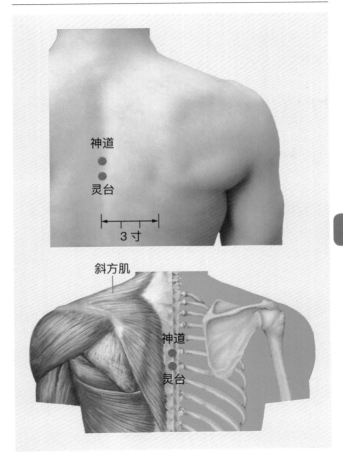

神道

灵台

3 寸

斜方肌

神道

灵台

心 俞 Xīnshū

[标准定位] 在脊柱区，第 5 胸椎棘突下，后正中线旁开 1.5 寸。

[穴位解剖] 皮肤→皮下组织→斜方肌→骶棘肌。

[毫针刺法] 向内斜刺 0.5 ~ 0.8 寸，局部酸胀，可沿季胁到达前胸。

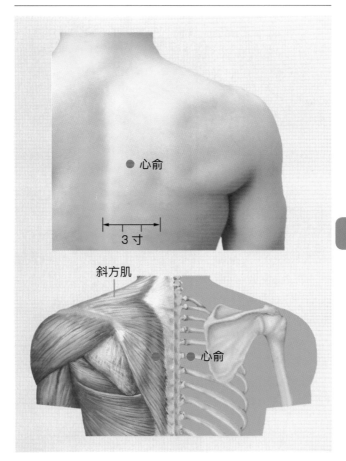

3 寸

斜方肌

● 心俞

● 心俞

[第 23 组] **脾俞、胃俞、至阳**

—— **健脾和胃，消食利湿**

[穴组主治] 胃痛，呕吐，腹胀，泄泻，痢疾，完谷不化，胸胁胀痛，黄疸，腰脊疼痛。

脾 俞 Píshū

[标准定位] 在脊柱区，第 11 胸椎棘突下，后正中线旁开 1.5 寸。

[穴位解剖] 皮肤→皮下组织→背阔肌→下后锯肌→骶棘肌。

[毫针刺法] 向内斜刺 0.5 ~ 0.8 寸，局部酸胀，并向腰部扩散。

胃 俞 Wèishū

[标准定位] 在脊柱区，第 12 胸椎棘突下，后正中线旁开 1.5 寸。

[穴位解剖] 皮肤→皮下组织→背阔肌→下后锯肌→骶棘肌。

[毫针刺法] 向内斜刺 0.5 ~ 0.8 寸，局部酸胀，可向腰部及腹部放散。

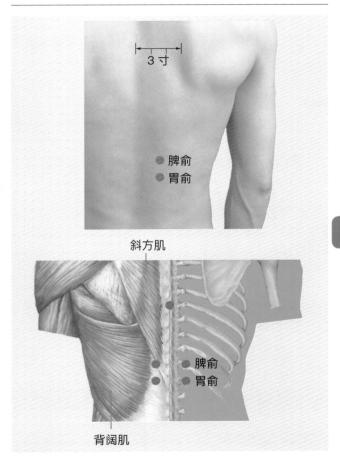

3 寸

脾俞
胃俞

斜方肌

脾俞
胃俞

背阔肌

至 阳　Zhìyáng

[标准定位]　在脊柱区，第7胸椎棘突下凹陷中，后正中线上。

[取穴技巧]　俯卧位，双臂紧贴身体两侧，与两肩胛骨下角相平的第7胸椎棘突下方是穴。

[穴位解剖]　皮肤→皮下组织→棘上韧带→棘间韧带→弓间韧带→椎管。

[毫针刺法]　斜刺0.5～1.0寸，局部酸胀，可向下背或前胸放散。不宜针刺过深，以免刺伤脊髓。

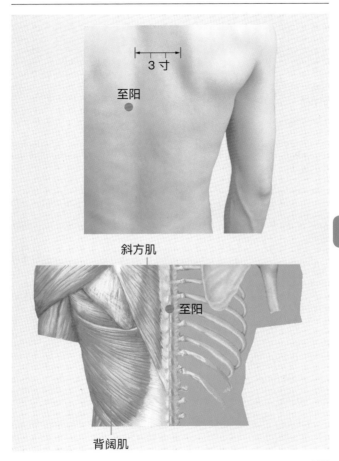

3寸

至阳

斜方肌

至阳

背阔肌

[第 24 组] **膈俞、胆俞**

—— 理气降逆，活血通脉，疏肝利胆，养阴清热

[穴组主治] 咯血，衄血，便血，心痛，心悸，胸痛，胸闷，呕吐，呃逆，盗汗，肺痨。

膈 俞 Géshū

[标准定位] 在脊柱区，第 7 胸椎棘突下，后正中线旁开 1.5 寸。

[取穴技巧] 俯卧位，于第 7 胸椎棘突下至阳穴旁开 1.5 寸取穴，约与肩胛下角相平。

[穴位解剖] 皮肤→皮下组织→斜方肌→背阔肌→骶棘肌。

[毫针刺法] 向内斜刺 0.5 ~ 0.8 寸，局部酸胀，可向肋间放散。不宜深刺，以防气胸。

胆 俞 Dǎnshū

[标准定位] 在脊柱区，第 10 胸椎棘突下，后正中线旁开 1.5 寸。

[穴位解剖] 皮肤→皮下组织→背阔肌→下后锯肌→骶棘肌。

[毫针刺法] 向内斜刺 0.5 ~ 0.8 寸，局部酸胀，可向肋间放散。不宜深刺，以防气胸。

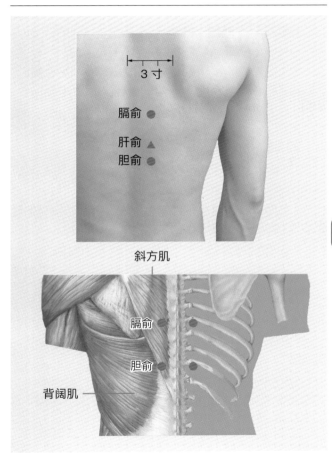

3 寸

膈俞 ●

肝俞 ▲
胆俞 ◑

斜方肌

膈俞 ●

胆俞 ●

背阔肌

[第 25 组] **筋缩、肝俞**
—— 舒筋壮阳，理气解郁

[穴组主治] 脘腹胀痛，胸胁支满，黄疸，吞酸，饮食不化，心腹积聚，抽搐，脊强，四肢不收，筋挛拘急，癫痫，惊痫等。

筋 缩 Jīnsuō

[标准定位] 在脊柱区，第 9 胸椎棘突下凹陷中，后正中线上。

[穴位解剖] 皮肤→皮下组织→棘上韧带→棘间韧带→弓间韧带→椎管。

[毫针刺法] 斜刺 0.5～1.0 寸，局部酸胀。

肝 俞 Gānshū

[标准定位] 在脊柱区，第 9 胸椎棘突下，后正中线旁开 1.5 寸。

[穴位解剖] 皮肤→皮下组织→斜方肌→背阔肌→骶棘肌。

[毫针刺法] 向内斜刺 0.5～0.8 寸，局部酸胀，可向肋间放散。不宜深刺，以防气胸。

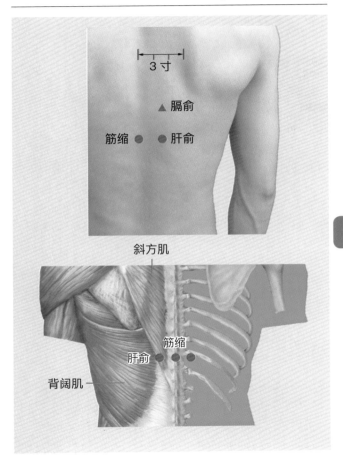

[第 26 组] 肝俞、命门

—— 固精壮阳，培元补肾

[穴组主治] 夜盲、视物昏花，遗精，阳痿，不孕，遗尿，泄泻，虚损腰痛，下肢痿痹。

肝俞 Gānshū

[标准定位] 在脊柱区，第 9 胸椎棘突下，后正中线旁开 1.5 寸。

[穴位解剖] 皮肤→皮下组织→斜方肌→背阔肌→骶棘肌。

[毫针刺法] 向内斜刺 0.5 ~ 0.8 寸，局部酸胀，可向肋间放散。不宜深刺，以防气胸。

命门 Mìngmén

[标准定位] 在脊柱区，第 2 腰椎棘突下凹陷中，后正中线上。

[取穴技巧] 俯卧位，先取后正中线约与髂嵴平齐的腰阳关，在腰阳关向上 2 个棘突其上方的凹陷处取穴。

[穴位解剖] 皮肤→皮下组织→棘上韧带→棘间韧带→弓间韧带→椎管。

[毫针刺法] 斜刺 0.5 ~ 1.0 寸，局部酸胀，深刺时可有麻电感向臀及下肢放散。注意针尖不可向下斜刺过深，以防刺中脊髓。

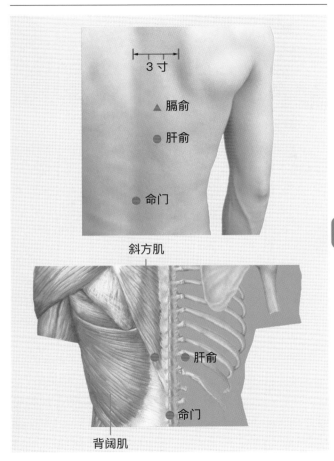

3 寸

▲ 膈俞

● 肝俞

● 命门

斜方肌

肝俞

命门

背阔肌

[第 27 组] **肾俞、命门、腰阳关**
—— **补益下元，强壮腰肾**

[穴组主治] 肾阳虚衰，腰骶痛，下肢痿痹，遗精，阳痿，月经不调。

肾 俞 Shènshū

[标准定位] 在脊柱区，第 2 腰椎棘突下，后正中线旁开 1.5 寸。

[取穴技巧] 俯卧位，先取与脐相对的命门穴，再于命门旁 1.5 寸处取穴。

[穴位解剖] 皮肤→皮下组织→背阔肌→骶棘肌→腰方肌→腰大肌。

[毫针刺法] 直刺 0.8 ~ 1.0 寸，腰部酸胀。

命 门 Mìngmén

[标准定位] 在脊柱区，第 2 腰椎棘突下，后正中线上。

[取穴技巧] 俯卧位，先取后正中线约与髂嵴平齐的腰阳关，在腰阳关向上两个棘突其上方的凹陷处取穴。

[穴位解剖] 皮肤→皮下组织→棘上韧带→棘间韧带→弓间韧带→椎管。

[毫针刺法] 斜刺 0.5 ~ 1.0 寸，局部酸胀。

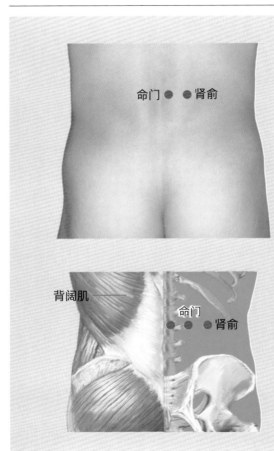

腰阳关　Yāoyángguān

[标准定位]　在脊柱区，第 4 腰椎棘突下，后正中线上。

[取穴技巧]　俯卧位，先按取两髂嵴，髂嵴平线与正中线交点处相当于第 4 腰椎棘突，棘突下方凹陷处取穴。

[穴位解剖]　皮肤→皮下组织→棘上韧带→棘间韧带→弓间韧带→椎管。

[毫针刺法]　直刺或斜刺 0.5 ~ 1.0 寸，局部酸胀，深刺时下肢有麻电感向下肢放散。

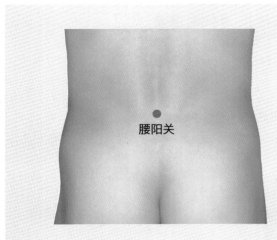

腰阳关

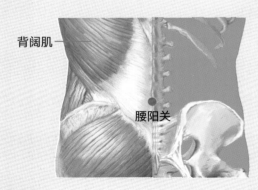

背阔肌

腰阳关

[第28组] 膀胱俞、肾俞

—— 益肾强腰，壮阳利水

[穴组主治] 遗精，阳痿，月经不调，白带，不孕；遗尿，小便不利，水肿。

膀胱俞 Pángguāngshū

[标准定位] 在骶区，横平第2骶后孔，骶正中嵴旁1.5寸。

[取穴技巧] 俯卧位，于第2骶椎下间后正中线旁开1.5寸处取穴。

[穴位解剖] 皮肤→皮下组织→背阔肌→骶棘肌。

[毫针刺法] 直刺0.8～1.0寸，局部酸胀，可向下放散至臀部、腘部。

肾 俞 Shènshū

[标准定位] 在脊柱区，第2腰椎棘突下，后正中线旁开1.5寸。

[取穴技巧] 俯卧位，先取与脐相对的命门穴，于命门旁1.5寸处取穴。

[穴位解剖] 皮肤→皮下组织→背阔肌→骶棘肌→腰方肌→腰大肌。

[毫针刺法] 直刺0.8～1.0寸，腰部酸胀，有麻电感向臀及下肢放散。

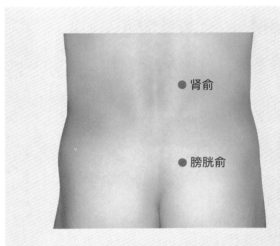

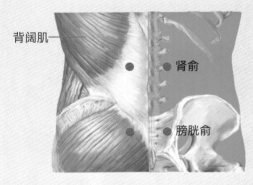

[第 29 组] **大肠俞、秩边**

—— 舒筋通络，强健腰膝，疏调下焦

[穴组主治] 腰骶痛，下肢痿痹，痔疾，便秘，小便不利。

大肠俞 Dàchángshū

[标准定位] 在脊柱，当第 4 腰椎棘突下，后正中线旁开 1.5 寸。

[穴位解剖] 皮肤→皮下组织→背阔肌→骶棘肌→腰方肌→腰大肌。

[毫针刺法] 直刺 0.8 ～ 1.0 寸，局部酸胀，有麻电感向臀部及下肢放散。

秩边 Zhìbiān

[标准定位] 在骶区，横平第 4 骶后孔，骶正中嵴旁开 3 寸。

[取穴技巧] 俯卧位，与骶管裂孔相平，后正中线旁开一夫法（3 寸）处取穴。

[穴位解剖] 皮肤→皮下组织→臀肌筋膜→臀大肌。

[毫针刺法] 直刺 1.5 ～ 3.0 寸，局部酸胀，有麻电感向下肢放散。

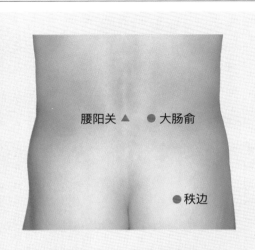

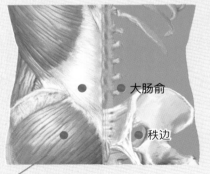

[第30组] 小肠俞、白环俞
—— 调理下焦，通调二便

[穴组主治] 腰腿疼痛，小便不利，便秘，月经不调，疝气，遗精。

小肠俞 Xiǎochángshū

[标准定位] 在骶区，横平第1骶后孔，骶正中嵴旁1.5寸。

[取穴技巧] 俯卧位，于第1骶骨下间后正中线旁开1.5寸处取穴。

[穴位解剖] 皮肤→皮下组织→背阔肌→骶棘肌。

[毫针刺法] 直刺0.8～1.0寸，局部酸胀。

白环俞 Báihuánshū

[标准定位] 在骶区，横平第4骶后孔，骶正中嵴旁1.5寸。

[取穴技巧] 俯卧位，于第4骶椎下间后正中线旁开1.5寸处取穴。

[穴位解剖] 皮肤→皮下组织→臀大肌→骶结节韧带。

[毫针刺法] 直刺1.0～1.5寸，局部酸胀，可扩散至臀部。

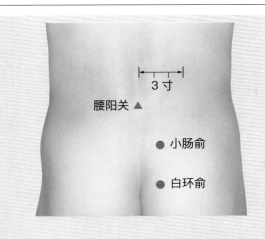

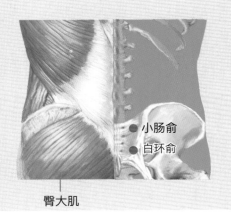

[第 31 组] 次髎、胞肓

—— 补益下元，清热利湿，舒筋活络

[穴组主治] 月经不调，遗精，阳痿，小便不利，便秘，腰骶痛。

次 髎 Cìliáo

[标准定位] 在骶区，正对第 2 骶后孔中。

[穴位解剖] 皮肤→皮下组织→骶棘肌（腱）→第 2 骶后孔。

[毫针刺法] 直刺 0.8 ～ 1.0 寸，骶部酸胀。

胞 肓 Bāohuāng

[标准定位] 在骶区，横平第 2 骶后孔，骶正中嵴旁开 3 寸。

[取穴技巧] 俯卧位。在臀部，平第 2 骶后孔，骶正中嵴旁开 3 寸取穴。

[穴位解剖] 皮肤→皮下组织→臀大肌→臀中肌。

[毫针刺法] 直刺 0.8 ～ 1.0 寸，局部酸胀，可向小腹及臀部放散。

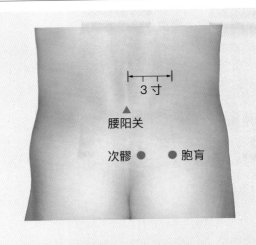

3寸

腰阳关

次髎 ●　● 胞肓

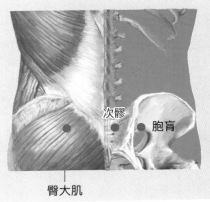

次髎　胞肓

臀大肌

[第32组] 腰俞、腰阳关

—— 补肾调经，强健筋骨

[穴组主治] 腰骶痛，泄泻，便秘，遗精，便血，阳痿，月经不调。

腰俞 Yāoshū

[标准定位] 在骶区，正对骶管裂孔，后正中线上。

[取穴技巧] 俯卧位，先按取尾骨上方左右的骶角，与两骶角下缘平齐的后正中线上取穴。

[穴位解剖] 皮肤→皮下组织→骶尾背侧韧带→骶管。

[毫针刺法] 斜刺 0.5 ~ 1.0 寸，局部酸胀，针感可扩散至腰骶部。

腰阳关 Yāoyángguān

[标准定位] 在脊柱区，第4腰椎棘突下凹陷中，后正中线上。

[取穴技巧] 俯卧位，先按取两髂嵴，髂嵴平线与正中线交点处相当于第4腰椎棘突，棘突下方凹陷处取穴。

[穴位解剖] 皮肤→皮下组织→棘上韧带→棘间韧带→弓间韧带→椎管。

[毫针刺法] 直刺或斜刺 0.5 ~ 1.0 寸，局部酸胀，深刺时下肢有麻电感向下肢放散。

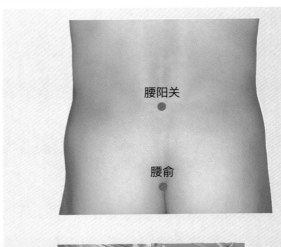

腰阳关

腰俞

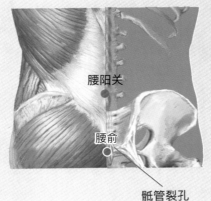

腰阳关

腰俞

骶管裂孔

第四章　四肢部组合穴

[第33组] **肩髃、肩髎**

—— 通利关节，祛风除湿

[穴组主治] 肩部疼痛，手臂挛急，半身不遂。

肩　髃　Jiānyú

[标准定位] 在肩峰前下方，当肩峰与肱骨大结节之间凹陷处。

[取穴技巧] 上臂外展平举，肩关节部即可呈现2个凹陷窝，前者为肩髃，后者为肩髎。肩峰外侧缘前端与肱骨大结节两骨间凹陷中。

[穴位解剖] 皮肤→皮下组织→三角肌→三角肌下囊→冈上肌腱。

[毫针刺法] 直刺1.0～1.5寸，局部酸胀。

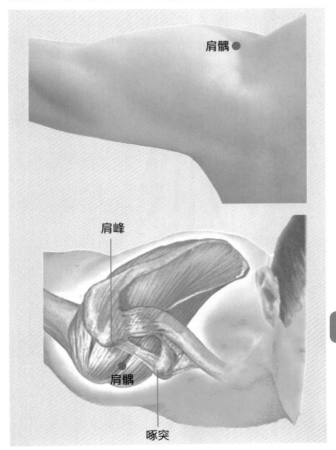

肩峰

肩髃

喙突

肩 髎　Jiānliáo

[标准定位]　在三角肌区，肩峰角与肱骨大结节两骨间凹陷中。

[取穴技巧]　上臂垂直，于锁骨肩峰端后缘直下约2寸，当肩峰与肱骨大结节之间处取穴。

[穴位解剖]　皮肤→皮下组织→三角肌（后部）→小圆肌→大圆肌。

[毫针刺法]　直刺 1.0 ～ 1.5 寸，局部酸胀。

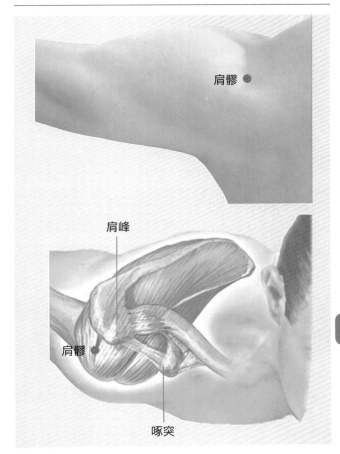

肩髃

肩峰

肩髃

啄突

[第34组] **尺泽、曲泽**

—— 清肺泻热，补益心气，通经活络

[穴组主治] 咳嗽，气喘，咯血，胸部胀满，咽喉肿痛，风疹，肘臂挛痛不伸，吐泻，绞肠痧。

尺 泽 Chǐzé

[标准定位] 在肘区，肘横纹上，肱二头肌腱桡侧缘凹陷中。

[取穴技巧] 仰掌，微屈肘，在肘关节掌面，肘横纹桡侧端取穴。

[穴位解剖] 皮肤→皮下组织→肱桡肌→肱肌。

[毫针刺法] 直刺0.5～1.0寸，局部酸胀，或向手部放散。

曲 泽 Qūzé

[标准定位] 在肘前区，肘横纹上，肱二头肌腱的尺侧缘凹陷中。

[取穴技巧] 仰掌，微屈肘，在肘横纹中，肱二头肌腱的尺侧，避开血管取穴。

[穴位解剖] 皮肤→皮下组织→正中神经→肱肌。

[毫针刺法] 直刺0.5～1.0寸，局部沉胀，可向中指放射。

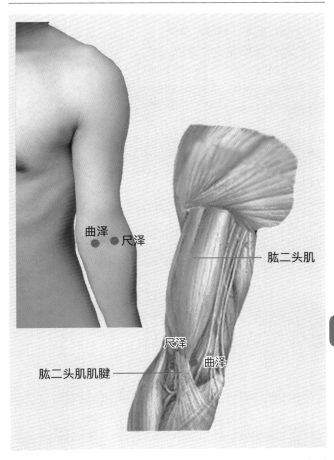

曲泽　尺泽

肱二头肌

尺泽

曲泽

肱二头肌肌腱

[第 35 组] **曲池、合谷**

—— **清热解表，镇静止痛**

[穴组主治] 头痛，鼻塞，咽喉肿痛，咳嗽，气喘，口眼㖞斜，腹痛，吐泻，痢疾，齿痛，痛经，上肢不遂，瘾疹，皮肤瘙痒。

曲 池 Qūchí

[标准定位] 在肘区，尺泽与肱骨外上髁上连线的中点处。

[取穴技巧] 屈肘成直角，当肘弯横纹尽头处；屈肘，于尺泽与肱骨外上髁上连线的中点处取穴。

[穴位解剖] 皮肤→皮下组织→前臂筋膜→桡侧腕长、短伸肌→肱桡肌→肱肌。

[毫针刺法] 直刺 1.0～2.0 寸。局部酸胀或放散至手指。

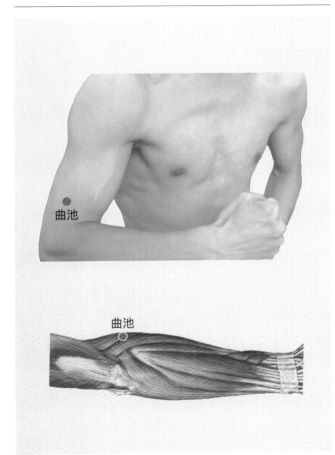

曲池

曲池

合 谷 Hégǔ

[标准定位] 在手背，第1、2掌骨间，第2掌骨桡侧的中点处。

[取穴技巧] 拇、食两指张开，以另一手的拇指关节横纹放在虎口上，当虎口与第1、2掌骨结合部连线的中点；拇、食指合拢，在肌肉的最高处取穴。

[穴位解剖] 皮肤→皮下组织→第1骨间背侧肌→拇收肌。

[毫针刺法] 直刺0.5～1.0寸，局部酸胀，或放散至手指。

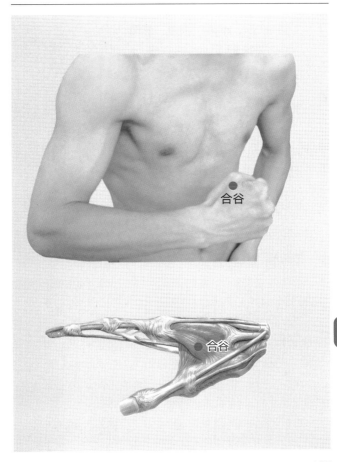

合谷

合谷

[第36组] 阳溪、阳池、阳谷

—— 清热散风，舒筋利节

[穴组主治] 目赤肿痛，热病心烦，腕部疼痛。

阳 溪 Yángxī

[标准定位] 在腕区，腕背侧远端横纹桡侧，桡骨茎突远端，解剖学"鼻烟窝"凹陷中。

[取穴技巧] 拇指上翘，在手腕桡侧，当两筋（拇长伸肌腱与拇短伸肌腱）之间，腕关节桡侧处取穴。

[穴位解剖] 皮肤→皮下组织→桡侧腕长伸肌腱。

[毫针刺法] 直刺 0.5 ~ 0.8 寸，局部酸胀。

阳 池 Yángchí

[标准定位] 在腕后区，腕背侧远端横纹上，指伸肌腱的尺侧缘凹陷中。

[取穴技巧] 俯掌，于第 3、4 指掌骨间直上与腕横纹交点处的凹陷中取穴；或于尺腕关节部，指总伸肌腱与小指固有伸肌腱之间处取穴。

[穴位解剖] 皮肤→皮下组织→腕背侧韧带→三角骨。

[毫针刺法] 直刺 0.3 ~ 0.5 寸深刺可透大陵，局部酸胀，可扩散至中指。

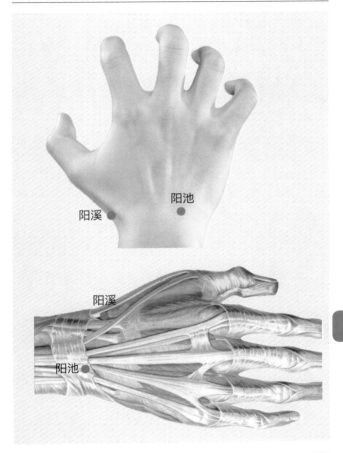

阳溪

阳池

阳溪

阳池

阳 谷 Yánggǔ

[标准定位] 在腕后区，尺骨茎突与三角骨之间的凹陷中。

[取穴技巧] 俯掌，由腕骨穴直上，相隔一骨（三角骨）的凹陷处取穴。

[穴位解剖] 皮肤→皮下组织→钩骨骨膜。

[毫针刺法] 直刺 0.3 ～ 0.5 寸，局部酸胀，可扩散至整个腕关节。

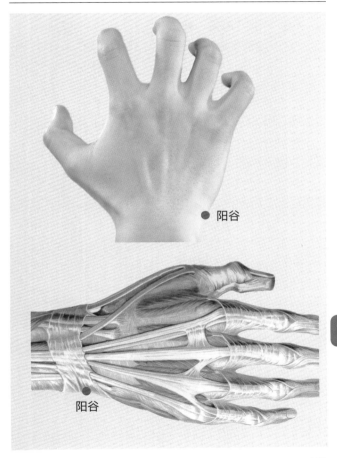

阳谷

阳谷

[第37组]**内关、郄门**

—— 理气止痛，宁心安神，和胃降逆

[穴组主治] 心痛，心悸，失眠，烦躁，胃脘疼痛，呕吐，呃逆，肘臂挛痛。

内 关 Nèiguān

[标准定位] 在前臂前区，腕掌侧远端横纹上2寸，掌长肌腱与桡侧腕屈肌腱之间。

[取穴技巧] 伸臂仰掌，于掌后第一横纹正中（大陵）直上2寸，当掌长肌腱与桡侧腕屈肌腱之间处取穴。

[穴位解剖] 皮肤→皮下组织→指浅层肌→指深屈肌→旋前方肌→前臂骨间膜。

[毫针刺法] 直刺0.5～1.5寸，深刺可透外关，局部酸胀，有麻电感向指端放射。

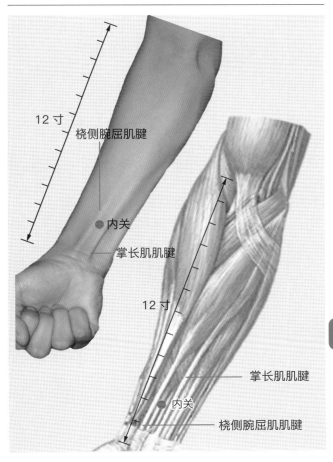

12 寸

桡侧腕屈肌腱

内关

掌长肌肌腱

12 寸

掌长肌肌腱

内关

桡侧腕屈肌肌腱

郄 门 Xìmén

[标准定位] 在前臂前区，腕掌侧远端横纹上 5 寸，掌长肌腱与桡侧腕屈肌腱之间。

[取穴技巧] 仰掌微屈腕，先取腕横纹中点之大陵，其上 5 寸处掌长肌腱与桡侧腕屈肌腱之间取穴。

[穴位解剖] 皮肤→皮下组织→桡侧腕屈肌→指浅屈肌→正中神经→指深屈肌→前臂肌间膜。

[毫针刺法] 直刺 0.5～0.8 寸，局部酸胀或有麻胀感向指端放散。

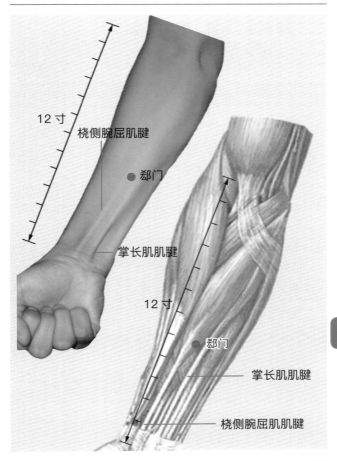

12 寸

桡侧腕屈肌腱

● 郄门

掌长肌肌腱

12 寸

● 郄门

掌长肌肌腱

桡侧腕屈肌肌腱

[第 38 组] 内关、神门、大陵

—— 宁心安神，宽胸理气

[穴组主治] 各种原因导致的失眠，心悸，精神抑郁、烦躁等。

内 关 Nèiguān

[标准定位] 在前臂前区，腕掌侧远端横纹上 2 寸，掌长肌腱与桡侧腕屈肌腱之间。

[取穴技巧] 伸臂仰掌，于掌后第一横纹正中（大陵）直上 2 寸，当掌长肌腱与桡侧腕屈肌腱之间处取穴。

[穴位解剖] 皮肤→皮下组织→指浅层肌→指深屈肌→旋前方肌→前臂骨间膜。

[毫针刺法] 直刺 0.5 ～ 1.5 寸，深刺可透外关，局部酸胀，有麻电感向指端放射。

神 门 Shénmén

[标准定位] 在腕前区，腕掌侧远端横纹尺侧端，尺侧腕屈肌腱的桡侧缘。

[取穴技巧] 仰掌，于豌豆骨后缘桡侧，当掌后第一横纹上取穴。

[穴位解剖] 皮肤→皮下组织→尺侧腕屈肌腱桡侧缘。

[毫针刺法] 直刺 0.3 ～ 0.5 寸。

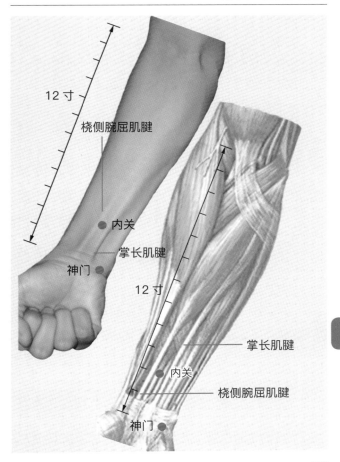

12寸

桡侧腕屈肌腱

内关

掌长肌腱

神门

12寸

掌长肌腱

内关

桡侧腕屈肌腱

神门

115

大 陵 Dàlíng

[标准定位] 在腕前区，腕掌侧远端横纹中，掌长肌腱与桡侧腕屈肌腱之间。

[取穴技巧] 伸臂仰掌，于掌后第一腕横纹，掌长肌腱与桡侧腕屈肌腱之间取穴。

[穴位解剖] 皮肤→皮下组织→正中神经干→腕骨间关节囊。

[毫针刺法] 直刺：0.3～0.5寸，局部酸胀。

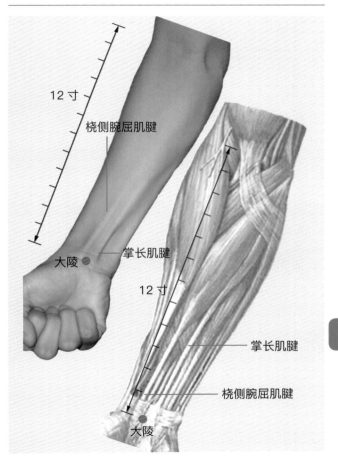

12 寸

桡侧腕屈肌腱

大陵

掌长肌腱

12 寸

掌长肌腱

桡侧腕屈肌腱

大陵

[第 39 组] **列缺、太渊**

—— 祛风散邪，止咳化痰

[穴组主治] 寒痰咳嗽，气喘，偏正头痛，项强，咽喉痛。

列 缺 Lièquē

[标准定位] 在前臂，腕掌侧远端横纹上 1.5 寸，拇短伸肌腱与拇长展肌腱之间，拇长展肌腱沟的凹陷中。

[取穴技巧] 以左右两手虎口交叉，一手食指押在另一手的桡骨茎突上，当食指尖到达之凹陷处是穴。或立掌或侧掌，把指向外上方翘起，先取两筋之间的阳溪穴上，在阳溪穴上 1.5 寸的桡骨茎突中部有一凹陷即是本穴。

[穴位解剖] 皮肤→皮下组织→拇长展肌腱→旋前方肌→桡骨。

[毫针刺法] 斜刺 0.2 ～ 0.3 寸，局部酸胀。

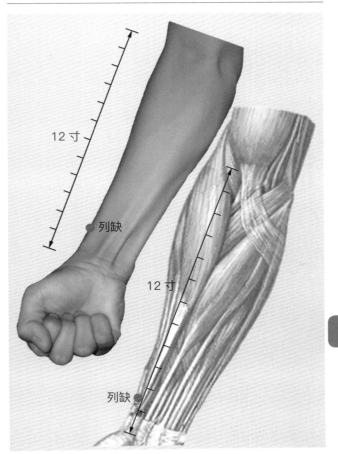

12 寸

列缺

12 寸

列缺

119

太 渊 Tàiyuān

[标准定位] 在腕前区，桡骨茎突与舟状骨之间，拇长展肌腱尺侧凹陷中。

[取穴技巧] 仰掌，当掌后第一横纹上，用手摸有脉搏跳动处的桡侧凹陷中取穴。

[穴位解剖] 皮肤→皮下组织→桡侧腕屈肌腱与拇长展肌腱之间。

[毫针刺法] 直刺0.2～0.3寸，局部麻胀。针刺时避开桡动脉。

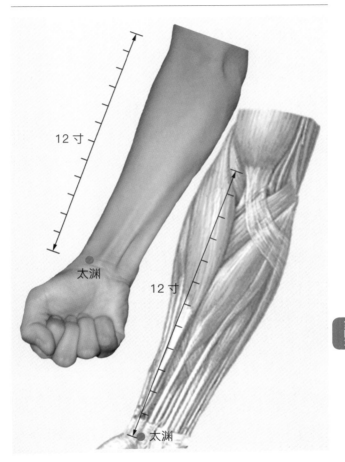

12 寸

太渊

12 寸

太渊

[第40组] **手五里、臂臑**

—— 理气散结，祛风通络

[穴组主治] 手臂肿痛，上肢不遂，疟疾，瘰疬。

手五里 Shǒuwǔlǐ

[标准定位] 在臂部，肘横纹上3寸，曲池与肩连线上。

[取穴技巧] 屈肘取穴。

[穴位解剖] 皮肤→皮下组织→肱骨。

[毫针刺法] 直刺0.5～1.0寸，或向上斜刺1～2寸，局部 酸胀。

臂 臑 Bìnào

[标准定位] 在臂部，曲池上7寸，三角肌前缘处。

[穴位解剖] 皮肤→皮下组织→三角肌。

[毫针刺法] 直刺0.5～1.0寸，局部酸胀。

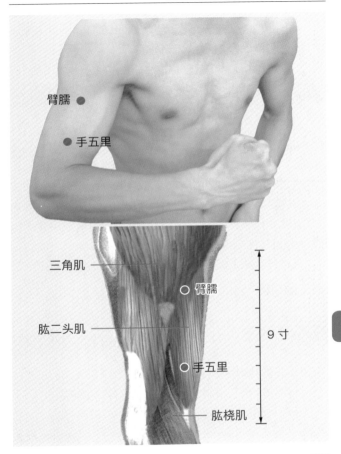

臂臑 ●

● 手五里

三角肌 —————

————— ○ 臂臑

肱二头肌 —————

—————— ○ 手五里

9寸

肱桡肌 —————

123

[第 41 组] 鱼际、液门

—— 解表清热，宣肺利咽

[穴组主治] 咽喉肿痛，热病汗不出，寒热头痛，疟疾。

鱼 际 Yújì

[标准定位] 在手外侧，第 1 掌骨桡侧中点赤白肉际处。

[取穴技巧] 侧掌，微握掌，腕关节稍向下屈，于第 1 掌骨中点赤白肉际处取穴。

[穴位解剖] 皮肤→皮下组织→拇短展肌→拇对掌肌→拇短屈肌。

[毫针刺法] 直刺 0.3 ~ 0.5 寸，局部胀痛。

液 门 Yèmén

[标准定位] 在手背，当第 4、5 指间，指蹼缘后方赤白肉际处。

[取穴技巧] 微握拳，掌心向下，于第 4、5 指间缝纹端，指蹼缘上方赤白肉际凹陷中。

[穴位解剖] 皮肤→皮下组织→骨间背侧肌。

[毫针刺法] 直刺 0.3 ~ 0.5 寸，局部胀痛，可扩散至手背。

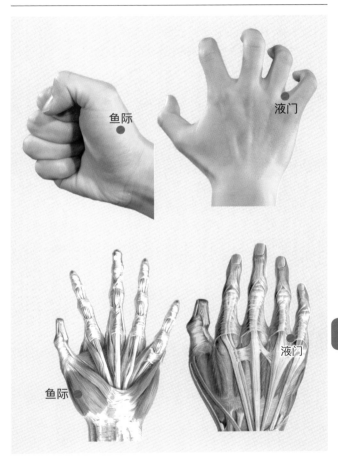

鱼际

液门

液门

鱼际

125

[第42组] 阴郄、后溪

—— 清利头目，安神定志，固表止汗

[穴组主治] 心痛，盗汗，疟疾，目赤，耳鸣，咽肿喉痹。

阴郄 Yīnxì

[标准定位] 在前臂前区，腕掌侧远端横纹上0.5寸，尺侧腕屈肌腱的桡侧缘。

[取穴技巧] 仰掌，于尺侧腕屈肌腱桡侧缘，腕横纹上0.5寸处取穴。

[穴位解剖] 皮肤→皮下组织→尺侧腕屈肌桡侧缘。

[毫针刺法] 直刺0.3～0.5寸，局部酸胀，可下行至小指。

后溪 Hòuxī

[标准定位] 在手内侧，第5掌指关节尺侧近端赤白肉际凹陷中。

[取穴技巧] 在手掌尺侧，微握拳，第5掌指关节后的远侧掌横纹头赤白肉际处取穴。

[穴位解剖] 皮肤→皮下组织→小指展肌→小指短屈肌。

[毫针刺法] 直刺0.5～0.8寸，局部酸胀或向整个手掌部放散，深刺可透合谷穴。

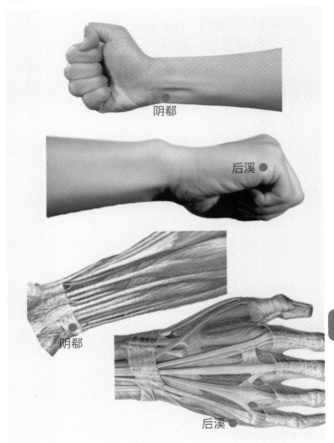

阴郄

后溪

阴郄

后溪

[第43组] **金门、仆参**

—— 舒筋活络，清脑安神

[穴组主治] 头痛，小儿惊痫，下肢痿弱，足跟痛，足部扭伤。

金 门 Jīnmén

[标准定位] 在足背，外踝前缘直下，第5跖骨粗隆后方，骰骨下缘凹陷中。

[取穴技巧] 正坐垂足着地或仰卧，于申脉穴前下方0.5寸，骰骨外侧凹陷中取穴。

[穴位解剖] 皮肤→皮下组织→小趾展肌→跟骨膜。

[毫针刺法] 直刺0.3～0.5寸，局部酸胀，可向足背扩散。

仆 参 Púcān

[标准定位] 在跟区，昆仑直下，跟骨外侧，赤白肉际处。

[取穴技巧] 正坐、垂足着地或俯卧位取穴。

[穴位解剖] 皮肤→皮下组织→跟腓韧带。

[毫针刺法] 直刺0.3～0.5寸，局部酸胀。

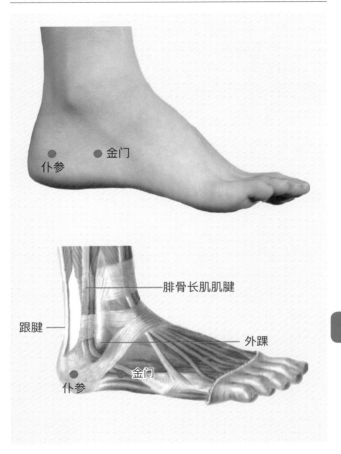

第四章

[第 44 组] **环跳、承扶**

—— 祛风湿，利腰腿

[穴组主治] 腰痛，坐骨神经痛，下肢痿痹，膝踝肿痛，半身不遂。

环 跳 Huántiào

[标准定位] 在臀区，股骨大转子最凸点与骶管裂孔连线上的外 1/3 与 2/3 交点处。

[取穴技巧] 侧卧，伸下腿，屈上腿（成 90°）以小指关节横纹按在大转子上，拇指指脊柱，当拇指尖止处是穴；侧卧，于大转子后方凹陷处，约当股骨大转子与骶管裂孔连线的外中 1/3 交点处取穴。

[穴位解剖] 皮肤→皮下组织→臀肌筋膜→臀大肌→坐骨神经→闭孔内肌。

[毫针刺法] 直刺 2.0 ~ 3.0 寸，局部酸胀，有放电感向下肢放散。

承 扶 Chéngfú

[标准定位] 在股后区，臀沟的中点。

[穴位解剖] 皮肤→皮下组织→阔筋膜→坐骨神经→内收大肌。

[毫针刺法] 直刺 1.5 ~ 2.5 寸，局部酸胀，可有放电感传导至足。

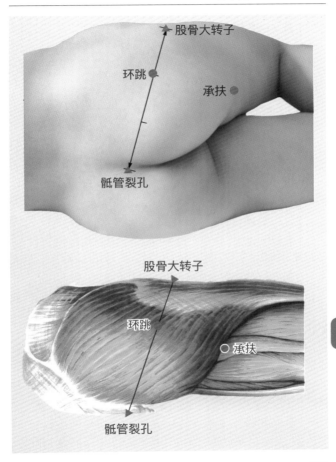

股骨大转子

环跳

承扶

骶管裂孔

股骨大转子

环跳

承扶

骶管裂孔

[第45组]**阴市、风市**

—— 祛风除湿，调理气血

[穴组主治] 腿膝冷痛，麻痹，半身不遂，下肢痿痹，遍身瘙痒。

阴 市 Yīnshì

[标准定位] 在股前区，髌底上3寸，股直肌肌腱外侧缘。

[取穴技巧] 正坐屈膝，于膝盖外上缘直上四横指（一夫）处取穴。

[穴位解剖] 皮肤→皮下组织→股外侧肌。

[毫针刺法] 直刺1.0～1.5寸，局部酸胀，扩散至膝关节周围。

风 市 Fēngshì

[标准定位] 在股部，直立垂手，掌心贴于大腿时，中指尖所指凹陷中，髂胫束后缘。

[取穴技巧] 直立，两手自然下垂，当中指尖止处取穴。

[穴位解剖] 皮肤→皮下组织→阔筋膜→髂胫束→股外侧肌→股中间肌。

[毫针刺法] 直刺1.5～2.5寸，局部酸胀，可向下放散。

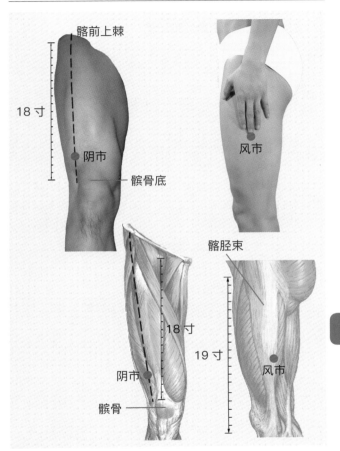

髂前上棘

18寸

阴市

髌骨底

风市

髂胫束

18寸

19寸

阴市

髌骨

风市

133

[第 46 组] 阳陵泉、足三里

—— 健脾和胃，扶正培元，通络止痛

[穴组主治] 头痛，耳鸣，目痛，胸胁疼痛，气喘，咳逆，胃痛，呕吐，腹胀，肠鸣，黄疸，下肢痿痹、麻木，半身不遂，遗尿。

阳陵泉 Yánglíngquán

[标准定位] 在小腿外侧，腓骨头前下方凹陷中。

[穴位解剖] 皮肤→皮下组织→小腿深筋膜→腓骨长肌→腓骨短肌。

[毫针刺法] 直刺 1.0 ~ 1.5 寸，深刺可透阴陵泉，局部酸胀，有麻电感向下发散。

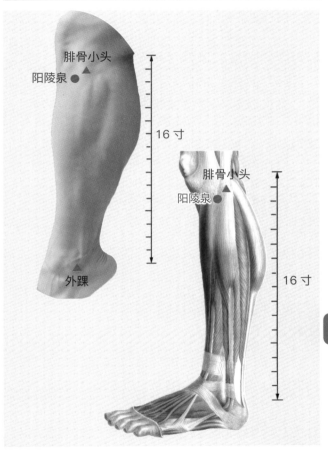

腓骨小头
阳陵泉
16 寸
外踝

腓骨小头
阳陵泉
16 寸

足三里　Zúsānlǐ

[标准定位]　在小腿前外侧，犊鼻下3寸，犊鼻与解溪连线上。

[取穴技巧]　①正坐屈膝，于外膝眼（犊鼻）直下一夫（3寸），距离胫骨前嵴一横指处取穴。②正坐屈膝，用手从膝盖正中往下摸取胫骨粗隆。在胫骨粗隆外下缘直下1寸处取穴。

[穴位解剖]　皮肤→皮下组织→胫骨前肌→踇长伸肌→小腿骨间膜。

[毫针刺法]　直刺0.5～1.5寸，局部酸胀或放散至足趾。

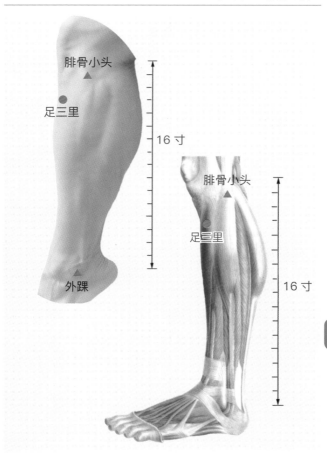

腓骨小头

足三里

16寸

外踝

腓骨小头

足三里

16寸

[第47组] 阳陵泉、曲池

—— 清热息风，消肿止痛

[穴组主治] 头痛发热，耳鸣，颊肿，咳喘，四肢痿痹肿痛，手脚麻木，半身不遂。

阳陵泉 Yánglíngquán

[标准定位] 在小腿外侧，腓骨头前下方凹陷中。

[穴位解剖] 皮肤→皮下组织→小腿深筋膜→腓骨长肌→腓骨短肌。

[毫针刺法] 直刺 1.0～1.5 寸，深刺可透阴陵泉，局部酸胀，有麻电感向下发散。

曲 池 Qūchí

[标准定位] 在肘区，尺泽与肱骨外上髁上连线的中点处。

[取穴技巧] 屈肘成直角，当肘弯横纹尽头处；屈肘，于尺泽与肱骨外上髁上连线的中点处取穴。

[穴位解剖] 皮肤→皮下组织→前臂筋膜→桡侧腕长、短伸肌→肱桡肌→肱肌。

[毫针刺法] 直刺 1.0～2.0 寸。局部酸胀或放散至手指。

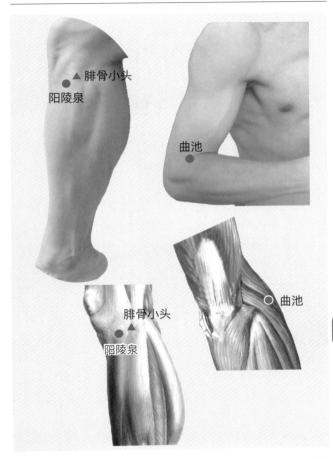

腓骨小头
阳陵泉

曲池

腓骨小头
阳陵泉

曲池

[第48组] 合谷、太冲

—— 调畅气机，活血止痛

[穴组主治] 头昏目痛，喉痛，心烦，失眠，呕吐，胸胁支满，月经不调，痛经，难产。

合 谷 Hégǔ

[标准定位] 在手背，第1、2掌骨间，第2掌骨桡侧的中点处。

[取穴技巧] 拇、食两指张开，以另一手的拇指关节横纹放在虎口上，当虎口与第1、2掌骨结合部连线的中点；拇、食指合拢，在肌肉的最高处取穴。

[穴位解剖] 皮肤→皮下组织→第1掌骨间背侧肌→拇收肌。

[毫针刺法] 直刺0.5～1.0寸，局部酸胀，或放散至手指。

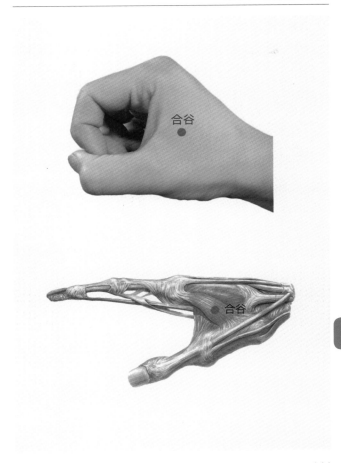

太 冲 Tàichōng

[标准定位] 在足背,当第1、2跖骨间,跖骨底结合部前方凹陷中。

[取穴技巧] 正坐垂足或仰卧位,于足背第1、2跖骨之间,跖骨底结合部前方凹陷处,当踇长伸肌腱外缘处取穴。

[穴位解剖] 皮肤→皮下组织→第1跖骨间背侧肌。

[毫针刺法] 向上斜刺0.5~1.0寸,局部酸胀或麻向足底放射。

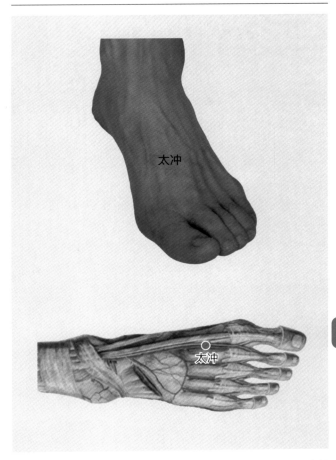

太冲

太冲

[第49组] 委中、承山

—— 舒筋活络，调理肠腑

[穴组主治] 腰腿疼痛，风寒湿痹，半身不遂，痔疮，便秘。

委 中 Wěizhōng

[标准定位] 在膝后区，腘横纹中点。

[取穴技巧] 俯卧位，在腘横纹中点，当股二头肌腱与半腱肌的中间。

[穴位解剖] 皮肤→皮下组织→腘筋膜→腘窝→腘斜韧带。

[毫针刺法] 直刺 0.5 ～ 1.0 寸，针感为沉、麻、胀，可向下传导至足部。

承 山 Chéngshān

[标准定位] 在小腿后区，腓肠肌两肌腹与肌腱交角处。

[取穴技巧] 俯卧位，下肢伸直，足趾挺而向上，其腓肠肌部出现人字陷纹，从其尖下取穴。

[穴位解剖] 皮肤→皮下组织→小腿三头肌→蹈长屈肌→胫骨后肌。

[毫针刺法] 直刺 1.0 ～ 1.5 寸，局部酸胀，或扩散到腘窝，或有麻电感向足底放散。

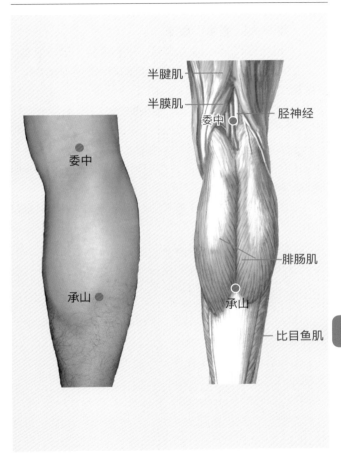

半腱肌

半膜肌

委中

胫神经

委中

腓肠肌

承山

承山

比目鱼肌

[第 50 组] **委中、曲泽**

—— **开窍启闭，凉血泄热，祛瘀通经，清热解毒**

[穴组主治] 高热，中风，癫狂，疔毒，哮喘发作，高血压，急性吐泻等阳证、实证、闭证。

委 中 Wěizhōng

[标准定位] 在膝后区，腘横纹中点。

[取穴技巧] 俯卧位，在腘横纹中点，当股二头肌腱与半腱肌的中间。

[穴位解剖] 皮肤→皮下组织→腘筋膜→腘窝→腘斜韧带。

[毫针刺法] 直刺 0.5 ～ 1.0 寸，针感为沉、麻、胀，可向下传导至足部。在本穴组应用时用三棱针点刺出血。

曲 泽 Qūzé

[标准定位] 在肘前区，肘横纹上，肱二头肌腱的尺侧缘凹陷中。

[取穴技巧] 仰掌，微屈肘，在肘横纹中，肱二头肌腱的尺侧，避开血管取穴。

[穴位解剖] 皮肤→皮下组织→正中神经→肱肌。

[毫针刺法] 直刺 0.5 ～ 1.0 寸，局部沉胀，可向中指放射。在本穴组应用时用三棱针点刺出血。

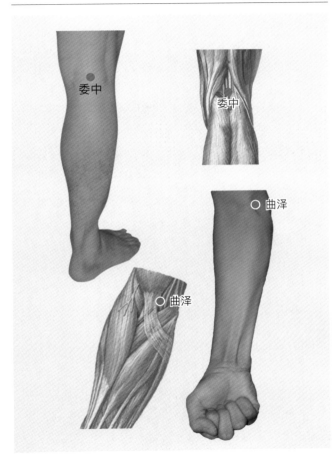

第五章　全身组合穴

[第51组]中脘、内关、足三里
—— 理气和胃，降逆止呕

[穴组主治]腹痛，呕吐，腹胀，肠鸣，食欲不振，腹泻，便秘。

中 脘　Zhōngwǎn

[标准定位]在上腹部，脐中上4寸，前正中线上。

[穴位解剖]皮肤→皮下组织→腹白线→腹内筋膜→腹膜下筋膜。

[毫针刺法]直刺0.5～1.0寸，局部酸胀沉重，胃部有收缩感。

内 关　Nèiguān

[标准定位]在前臂前区，腕掌侧远端横纹上2寸，掌长肌腱与桡侧腕屈肌腱之间。

[穴位解剖]皮肤→皮下组织→指浅层肌→指深屈肌→旋前方肌→前臂骨间膜。

[毫针刺法]直刺0.5～1.5寸，深刺可透外关，局部酸胀，有麻电感向指端放射。

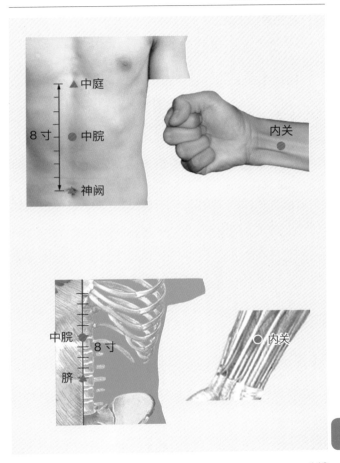

足三里 Zúsānlǐ

［标准定位］ 在小腿前外侧，犊鼻下3寸，犊鼻与解溪连线上。

［取穴技巧］ ①正坐屈膝，于外膝眼（犊鼻）直下一夫（3寸），距离胫骨前嵴一横指处取穴。②正坐屈膝，用手从膝盖正中往下摸取胫骨粗隆。在胫骨粗隆外下缘直下1寸处取穴。

［穴位解剖］ 皮肤→皮下组织→胫骨前肌→踇长伸肌→小腿骨间膜。

［毫针刺法］ 直刺0.5～1.5寸，局部酸胀或放散至足趾。

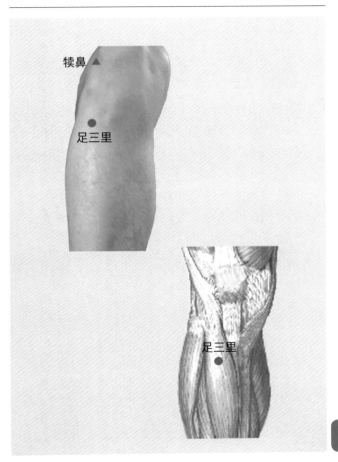

犊鼻

足三里

足三里

[第52组] **天枢、上巨虚**

—— 调和肠胃，通经活络

[穴组主治] 泄泻，便秘，腹胀，肠鸣，肠痈。

天 枢 Tiānshū

[标准定位] 在腹部，横平脐中，前正中线旁开2寸。

[穴位解剖] 皮肤→皮下组织→腹直肌鞘前层→腹直肌→腹直肌鞘后层→腹横筋膜→腹膜下筋膜。

[毫针刺法] 直刺1.0～1.5寸，局部酸胀，可扩散至同侧腹部。

上巨虚 Shàngjùxū

[标准定位] 在小腿外侧，犊鼻下6寸，犊鼻与解溪连线上。

[取穴技巧] 正坐屈膝或仰卧位，于外膝眼（犊鼻）直下两夫（6寸），距离胫骨前嵴一横指（中指）处取穴。

[穴位解剖] 皮肤→皮下组织→胫骨前肌→蹈长伸肌→小腿骨间膜。

[毫针刺法] 直刺1.0～2.0寸，局部酸胀。

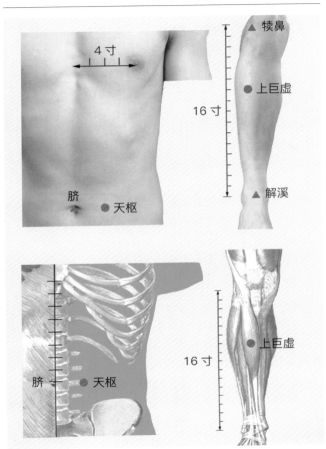

4 寸

16 寸

▲ 犊鼻

● 上巨虚

▲ 解溪

脐 ● 天枢

脐 天枢

16 寸

● 上巨虚

[第53组] **内关、膻中**

—— 宽胸理气，镇心安神

[穴组主治] 胸闷，心痛，心悸，失眠，脏躁，呃逆。

内 关 Nèiguān

[标准定位] 在前臂前区，腕掌侧远端横纹上2寸，掌长肌腱与桡侧腕屈肌腱之间。

[取穴技巧] 伸臂仰掌，于掌后第一横纹正中（大陵）直上2寸，当掌长肌腱与桡侧腕屈肌腱之间处取穴。

[穴位解剖] 皮肤→皮下组织→指浅屈肌→指深屈肌→旋前方肌→前臂骨间膜。

[毫针刺法] 直刺0.5～1.5寸，深刺可透外关，局部酸胀，有麻电感向指端放射。

膻 中 Dànzhōng

[标准定位] 在胸部，横平第4肋间隙，前正中线上。

[取穴技巧] 仰卧位，男子于胸骨中线与两乳头连线之交点处取穴；女子则于胸骨中线平第4肋间隙处取穴。

[穴位解剖] 皮肤→皮下组织→胸骨体骨膜。

[毫针刺法] 平刺或斜刺0.3～0.5寸，针达骨膜后进行提插捻转以加强刺激。局部酸胀，可放散至前胸部。

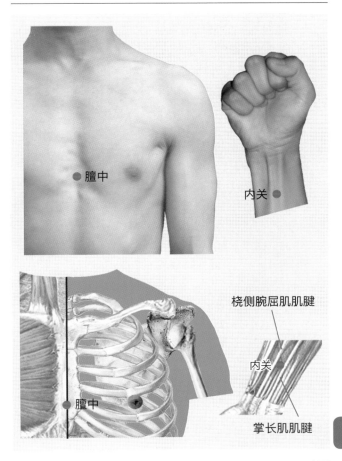

膻中

内关

桡侧腕屈肌肌腱

内关

膻中

掌长肌肌腱

［第 54 组］**太冲、期门**

—— 平肝潜阳，宽胸理气

［穴组主治］胸胁胀痛，呕吐，头痛，心烦，失眠，月经不调，经闭，疝气，腹痛，飧泄。

太 冲 Tàichōng

［标准定位］在足背，当第 1、2 跖骨间，跖骨底结合部前方凹陷中。

［取穴技巧］正坐垂足或仰卧位，于足背第 1、2 跖骨之间，跖骨底结合部前方凹陷处，当蹈长伸肌腱外缘处取穴。

［穴位解剖］皮肤→皮下组织→第 1 跖骨间背侧肌。

［毫针刺法］向上斜刺 0.5～1.0 寸，局部酸胀或麻向足底放射。

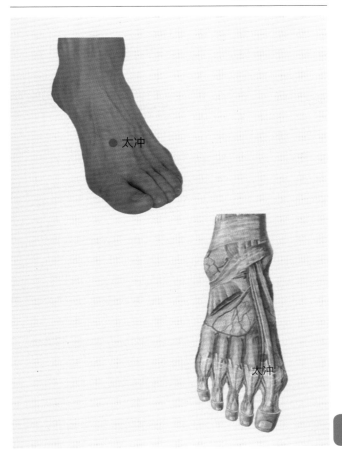

太冲

太冲

期 门　Qīmén

[标准定位]　在胸部，第 6 肋间隙，前正中线旁开 4 寸。

[取穴技巧]　仰卧位，先定第 4 肋间隙的乳中穴。并于其直下二肋（第 6 肋间）处取穴。如妇女则应以锁骨中线的第 6 肋间隙处取穴。

[穴位解剖]　皮肤→皮下组织→腹外斜肌→肋间外肌→肋间内肌→胸横肌→胸内筋膜。

[毫针刺法]　斜刺 0.5 ~ 0.8 寸，局部酸胀，向胸后壁放散。

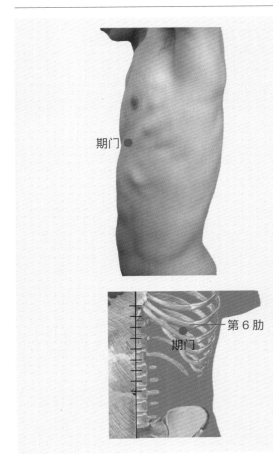

期门

第 6 肋

期门

[第 55 组] **天柱、昆仑**

—— 舒筋活络，清利头目

[穴组主治] 头痛项强，目昏，眩晕，鼻塞，腰骶疼痛，癫痫。

天柱 Tiānzhù

[标准定位] 在颈后区，横平第 2 颈椎棘突上际，斜方肌外缘凹陷中。

[取穴技巧] 正坐低头或俯卧位，先取哑门，再旁开 1.3 寸，当斜方肌外侧取穴。

[穴位解剖] 皮肤→皮下组织→斜方肌→头夹肌→头半棘肌→头后大直肌。

[毫针刺法] 直刺或斜刺 0.5 ～ 0.8 寸，局部酸胀，可扩散至后头部，有时可向前扩散至眼部。不可向上方深刺，以免损伤延髓。

昆仑 Kūnlún

[标准定位] 在踝区，外踝尖与跟腱之间的凹陷中。

[取穴技巧] 正坐垂足着地或俯卧取穴。

[穴位解剖] 皮肤→皮下组织→腓骨长、短肌。

[毫针刺法] 直刺 0.5 ～ 1.5 寸，深刺可透太溪，局部酸胀，并向足趾放散。

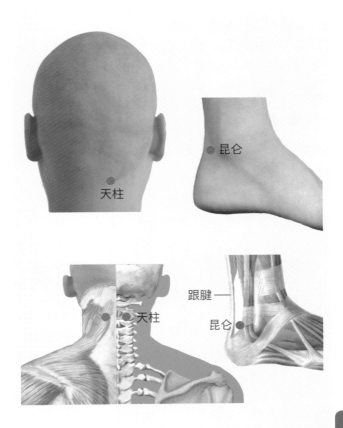

[第56组] 肾俞、太溪

—— 滋阴益肾，培土固本

[穴组主治] 腰痛，下肢厥冷，足跟痛，遗尿、阳痿，水肿，经闭，健忘，神经衰弱，耳鸣，虚劳。

肾 俞 Shènshū

[标准定位] 在脊柱区，第2腰椎棘突下，后正中线旁开1.5寸。

[取穴技巧] 俯卧位，先取与脐相对的命门穴，再于命门旁1.5寸处取穴。

[穴位解剖] 皮肤→皮下组织→背阔肌→骶棘肌→腰方肌→腰大肌。

[毫针刺法] 直刺0.8~1.0寸，腰部酸胀，有麻电感向臀及下肢放散。

太 溪 Tàixī

[标准定位] 在踝区，内踝尖与跟腱之间的凹陷中。

[穴位解剖] 皮肤→皮下组织→胫骨后肌腱、趾长屈肌腱与跟腱、跖肌腱之间→踇长屈肌。

[毫针刺法] 直刺0.5~1.0寸，深刺可透昆仑，局部有酸胀感，有麻电感向足底放散。

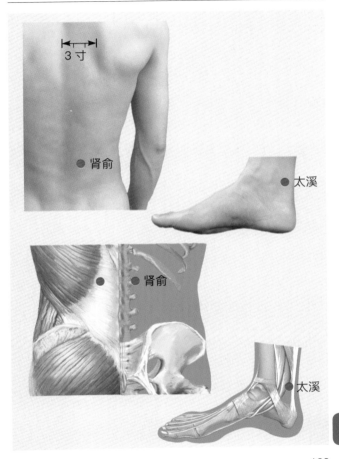

3 寸

肾俞

太溪

肾俞

太溪

索　引

相 关 图 书 推 荐

中 国 科 学 技 术 出 版 社

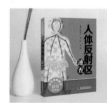

书名：人体反射区速查
定价：**19.80** 元

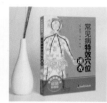

书名：常见病特效穴位
速查
定价：**19.80** 元

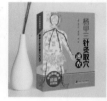

书名：杨甲三针灸取穴
速查
定价：**29.80** 元

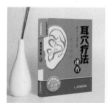

书名：耳穴疗法速查
定价：**19.80** 元

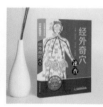

书名：经外奇穴速查
定价：**19.80** 元

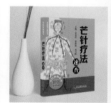

书名：芒针疗法速查
定价：**29.80** 元

亲爱的读者：

感谢您对我社图书的喜爱和支持。想了解更多信息，敬请登陆我社官方微店。如果您对本书或其他图书有任何意见和建议，可随时来信、来电联系！欢迎投稿，来信必复。

出版社官方微店